Beck'sche Reihe
BsR 343

Millionen Frauen kennen diese Gefühle: die Furcht vor ungewollter Schwangerschaft, die Angst vor Vorwürfen und Schuldgefühlen, die Sorge, es allen recht zu machen, die Trauer um ein Stück ungelebtes Leben, die Einsamkeit der Entscheidung.
Die meisten erleben mehr Einschüchterung als Trost und Unterstützung. Ob sie sich zum Schwangerschaftsabbruch entschließen oder ihr Kind austragen: sie müssen sich mit vielen Zweifeln und Befürchtungen herumschlagen. Sie sind allein.
In diesem Buch werden sie ernst genommen. Die Autorin hat lange an der Arbeit eines Familienplanungszentrums teilgenommen, hat in Hunderten von Gesprächen miterlebt, was die Frauen bewegt. Sie berichtet vom Wirrwarr der Gefühle, von den unterschiedlichen, widersprüchlichen Lebensumständen, von dem Druck und der Mißachtung, denen sie ausgesetzt sind, aber auch davon, wie Frauen sich mutig und klar entscheiden.
„Gemischte Gefühle" erzählt Geschichten aus einem verborgenen Lebensbereich, über den es bisher wenig Informationen, aber viele Vorurteile gibt.

Susanne v. Paczensky, Dr. phil., ist Journalistin und Soziologin. Sie ist Autorin und Herausgeberin zahlreicher politischer Frauenbücher, zuletzt „Verschwiegene Liebe" (1981) und (zus. mit Renate Sadrozinski) „Die Neuen Moralisten. § 218 – Vom leichtfertigen Umgang mit einem Jahrhundertthema" (1984). Von 1978 bis 1986 war sie Herausgeberin der Frauenbuchreihe „Frauen aktuell". Susanne v. Paczensky ist aktives Mitglied der Pro Familia und lebt in Hamburg.

SUSANNE v. PACZENSKY

Gemischte Gefühle

von Frauen, die ungewollt schwanger sind

VERLAG C.H.BECK MÜNCHEN

CIP-Kurztitelaufnahme der Deutschen Bibliothek

Paczensky, Susanne von:
Gemischte Gefühle : von Frauen d. ungewollt
schwanger sind / Susanne v. Paczensky. – Orig.-Ausg. –
2., durchges. Aufl. – München : Beck, 1988.
(Beck'sche Reihe ; 343)
ISBN 3-406-32325-1
NE: GT

Originalausgabe
ISBN 3 406 32325 1

Zweite, durchgesehene Auflage. 1988
Lektorat: Klaus Humann, Hamburg
Umschlagentwurf: Uwe Göbel, München (Foto: Marily Stroux, Hamburg)

Gesamtherstellung: C.H.Beck'sche Buchdruckerei, Nördlingen
Printed in Germany

Inhalt

Hinter den Zahlen stehen Menschen

Ein Buch über ungewollte Schwangerschaft.

Ein Buch über Frauen, die nicht schwanger werden wollten und es doch geworden sind.

Ein Buch über Frauen, die überhaupt keine Kinder wollen.

Ein Buch über Frauen, die gerade jetzt, gerade von diesem Mann, gerade zu dieser Zeit kein Kind wollen.

Ein Buch über Frauen, die Kinder haben und keine weiteren wollen.

Ein Buch über Frauen, die nicht wissen, ob sie eine Schwangerschaft austragen oder abbrechen sollen, die zwischen Kinderwunsch und -angst zerrissen sind, die mit sich und ihrer Umgebung im Konflikt sind.

Von all diesen Frauen soll es handeln. Von einer Lebenslage, die jedes Jahr hunderttausendfach in der Bundesrepublik vorkommt, in jeder Familie, in jeder Straße, in jedem Freundeskreis. Schätzungsweise jede dritte Frau hat die Erfahrung in ihrem Leben gemacht, in der älteren Generation eher mehr, in der jüngeren eher weniger. Wir wissen es nicht genau, denn es ist eine Erfahrung, über die ungern gesprochen wird. Wer einen Schwangerschaftsabbruch erlebt hat, behält es für sich. Auch die vielen Frauen, die sich schließlich nach schweren Zweifeln zum Austragen entschlossen haben, wollen den Konflikt so schnell wie möglich vergessen. Mögen sie selbst auch schweigen, so wird doch viel über sie geredet, viel und schlecht. Es gibt wohl kaum eine andere Gruppe in der Bevölkerung, über die seit Jahren so erbarmungslos hergezogen wird, die so viel öffentlichen Tadel und Entmündigung ertragen muß, deren individuelles Schicksal so wenig Verständnis findet.

In den Reden der Politiker, in den Predigten der Kirchenmänner, in Fernsehsendungen und Zeitungskommentaren und in unzähligen privaten Äußerungen werden die Frauen, die ei-

„Die Nazis haben ihren Massenmord immerhin noch mit einer Ideologie versehen. Es war nicht kaltherzige Ichsucht, wie etwa heute vielfach bei der Abtreibung."

Pastor W. Wehrmeyer in *Kirche und Leben,* Münsteraner Bistumszeitung vom 23. Januar 1983

„Euthanasie" wie ein Schwangerschaftsabbruch?

Behinderte und Vertreter des „Bundes der Euthanasiegeschädigten und Zwangssterilisierten" machten im Frankfurter NS-Ärzteprozeß am Dienstag mehrmals ihrem Unmut über das Plädoyer von Rechtsanwalt Wolfgang Meub Luft, der den Angeklagten Aquilin Ullrich (72) vertritt. Meub behauptete, es stehe überhaupt noch nicht fest, daß die Tötung von mehr als 70.000 Psychiatrie-Patienten während der Nazizeit Mord gewesen sei. Damit ging der Rechtsanwalt einen Schritt über die bisherige Argumentation der Verteidigung hinaus. Bislang wurde in erster Linie vorgebracht, die beiden zur Beihilfe am Mord angeklagten Frauenärzte Aquilin Ullrich und Heinrich Bunke hätten in den Jahren 1940/41 subjektiv keine Möglichkeit gehabt, das „Euthanasieprogramm" als Mord zu erkennen. Nun wird generell in Frage gestellt, ob die Drahtzieher und Gehilfen der „Aktion T 4" – rein objektiv – als Mörder und deren Handlanger bezeichnet werden dürfen.

„Maßstäbe von Recht und Unrecht sind in die jeweiligen Zeitvorstellungen eingebunden", meinte Meub und setzte bei seinen Ausführungen immer wieder den heute gesetzlich geregelten Schwangerschaftsabbruch mit der als „Euthanasie" (Gnadentod) herabgespielten Ermordung von Kranken während des Dritten Reichs gleich. Ärzte, die legal Abtreibungen vornähmen, nannte er gar „demokratische Tötungsärzte".

(Aus: *Frankfurter Rundschau* vom 23. April 1987)

nen Schwangerschaftsabbruch machen, gern pauschal als eine einheitliche Gruppe behandelt. Von Habgier und Bequemlichkeit, von Leichtsinn und sittlichen Mängeln ist die Rede, als seien diese Frauen eine kriminelle Vereinigung, die sich von all den andern Mitbürgern, den ordentlichen, netten Nachbarn, grundsätzlich unterscheidet.

Am deutlichsten wird diese Aussonderung, wenn immer wieder, vor allem von katholischen Würdenträgern, der Ausdruck „Massenmörderinnen" fällt, wenn ohne Scheu der Vergleich zu Auschwitz oder Hiroshima gezogen wird. Als sei es den Herren nie in den Sinn gekommen, daß es sich um lauter einzelne Frauen mit lauter einzelnen Schwangerschaften handelt, Individuen, die sich mit ganz individuellen Problemen herumschlagen.

Die tiefe Kränkung, die in solchen unmenschlichen Pauschalurteilen liegt, trifft Millionen Frauen: nicht nur die, die irgendwann im Leben eine Abtreibung vornehmen ließen, sondern auch all die anderen, die den Gedanken erwogen und wieder verworfen haben, die eine Schwangerschaft als unerwünschte Last erlebt und sie schließlich doch ausgetragen haben.

Von all diesen Frauen will ich berichten. Ich will dazu beitragen, sie aus der grauen Gleichmacherei zu lösen, ihre unterschiedlichen Gesichter, ihre einzigartigen Schicksale, ihre unverwechselbaren Lebensumstände und ihre persönliche Verantwortung deutlich zu machen.

Ich will weitergeben, was ich in vielen hundert Gesprächen gelernt habe, aus hingeworfenen Bemerkungen und intensiven Bekenntnissen, über die äußeren Bedingungen und über die heftigen Gefühle, die eine ungewollte Schwangerschaft begleiten.

Meine Kenntnisse verdanke ich dem Hamburger Familienplanungszentrum, einer Einrichtung, die von Pro Familia und Arbeiterwohlfahrt gemeinsam getragen wird und sich neben vielen anderen Aufgaben der Beratung von Schwangeren und der Durchführung von Schwangerschaftsabbrüchen widmet. Ich durfte ein Jahr lang an der offenen Sprechstunde teilnehmen, bei Beratungen zuhören. Einige Frauen habe ich auch beim Schwangerschaftsabbruch begleitet.

Ich habe viel von den Beraterinnen gelernt, ihrer Geduld, ihrem Einfühlungsvermögen, die allen Ratsuchenden Raum ga-

Keine Abtreibung mehr – lieber Kind weggeben

Interview mit dem CDU-Gesundheitsexperten Hermann Kroll-Schlüter

Die Regierungsparteien CDU/CSU und FDP haben beschlossen, dem Paragraphen 218 ein sogenanntes Beratungsgesetz zur Seite zu stellen. Inhalt: Die Beratungsstellen sollen Frauen, die abtreiben wollen, stärker als bisher empfehlen, das Kind auszutragen. Vielen CDU- und CSU-Politikern reicht das aber nicht. Wollen Sie die Abtreibung aus sozialen Gründen (soziale Indikation) ganz abschaffen?

Kroll-Schlüter: Am liebsten ja. Wir müßten auf jeden Fall den Charakter des jetzigen Gesetzes ändern. Es ist doch nicht zu fassen, daß in einem Wohlfahrtsstaat wie dem unseren aus sozialen Gründen abgetrieben wird.

BILD der FRAU: Besonders heftig haben Sie „Pro Familia" kritisiert...

Kroll-Schlüter: Wenn „Pro Familia" in Zukunft den Schwangeren nicht klipp und klar rät, die Kinder auszutragen, muß die Bundesregierung dieser Einrichtung die Gelder (1987 waren das immerhin fast 900 000 Mark) sperren. Wir haben nämlich den Eindruck, daß in zu vielen Fällen die „Pro Familia"-Mitarbeiter zu Schwangerschaftsabbrüchen aus sozialen Gründen raten. Außerdem werben sie in ihren Prospekten geradezu für die Abtreibung.

BdF: Aber was soll denn zum Beispiel eine schwangere 16jährige machen, die noch zur Schule geht?

Kroll-Schlüter: In jedem kleinen Dorf gibt es Leute, die helfen können, wenn es nicht die Eltern tun. Sie kann sich an den Pfarrer werlden, an karitative Einrichtungen und natürlich an unsere hervorragenden Beratungsstellen der Kirchen oder der Stiftung „Mutter und Kind". Wenn sie dann das Kind hat, helfen ihr Sozialhilfe, Kinder- und Erziehungsgeld finanziell über die Runden.

BdF: Erziehungsgeld gibt's doch nur die ersten zehn Monate.

Kroll-Schlüter: Ideal wäre es bis zum dritten Lebensjahr, bis das Kind in den Kindergarten gehen kann. In den nächsten vier Jahren ist das aber aus finanziellen Gründen nicht zu schaffen. Aber wir werden das Erziehungsgeld etwa bis zum zweiten Jahr verlängern.

BdF: Und was soll eine Frau machen, die schon vier Kinder und nicht mehr die Nerven für ein fünftes hat?

Kroll-Schlüter: Schlechte Nerven sind kein Grund zu töten. Da kann man über eine Sozialstation eine Haushaltshilfe anfordern. Letztendlich ist es auch immer noch besser, das Kind zur Adoption freizugeben, als es abzutreiben.

BdF: Für eine Frau, die wenig Geld hat, wird es schwieriger, abzutreiben. Eine wohlhabende Frau kann ins Ausland fahren.

Kroll-Schlüter: Je positiver die Einstellung zum ungeborenen Leben ist, desto weniger wird die Frage arm oder reich eine Rolle bei der Entscheidung für oder gegen das Kind spielen.

BdF: Aber es wird wahrscheinlich mehr ungewollte und deshalb ungeliebte Kinder geben...

Kroll-Schlüter: Das alles sind keine Gründe, abzutreiben. Ich kenne einige Frauen, die nachher froh waren, das Kind ausgetragen zu haben. Aber wenn die Mutter kein Verhältnis zu ihrem Baby entwickelt, kann man es ja auch in die liebevolle Obhut einer Pflegefamilie geben.

Doris Köpf

(Aus: *Bild der Frau* vom 16. März 1987)

ben, Sorgen und Ungewißheiten auszubreiten, die keinen Entscheidungsdruck ausübten und doch dazu verhalfen, daß die meisten Frauen ihre eigene Entscheidung durchdenken und verantworten konnten. Noch mehr habe ich von den Ratsuchenden gelernt: wieviel eine Frau erlebt, was sie befürchtet, was sie bedenken muß und wieviele gemischte Gefühle in ihrer Brust kämpfen, wenn sie ungewollt schwanger ist.

Diese Erzählungen haben mich bewegt und manchmal erschreckt.

Ich möchte sie weitergeben, obwohl sie gewiß nicht zur Weitergabe beabsichtigt waren. Namen und persönliche Daten habe ich verändert. Doch es scheint mir wichtig, dem bösen Klischee der Verallgemeinerung, dem öffentlichen Vorurteil das farbige, vielschichtige Bild der Realität entgegenzusetzen.

Während dies Buch entsteht, werden neue Gesetze geplant, die der freien Entscheidung einer schwangeren Frau noch engere Grenzen setzen, die statt der Beratung eine einseitige Bevormundung vorschreiben wollen. Dann werden solche Gespräche, wie sie hier beschrieben werden, wohl nicht mehr möglich sein. Dann werden die Frauen nur noch schweigen und ausweichen.

Mein Bericht will auch denen nützlich sein, die sich selbst in der Lage finden, über eine ungewollte Schwangerschaft entscheiden zu müssen. Wenn sie sich mit Zweifeln und Ängsten herumschlagen, ganz neue widerstrebende Gefühle in sich entdecken und manchmal fürchten, daß sie nicht normal sind, dann sollen sie wissen, daß es auch anderen so geht, daß sie in ihrem Zwiespalt nicht allein sind.

Wer schwanger ist, soll sich freuen. Eine Geburt ist das „freudige Ereignis“ schlechthin, und so wird auch von jeder werdenden Mutter erwartet, daß sie von positiven Gefühlen erfüllt ist. Tatsächlich löst die Nachricht von ihrer Schwangerschaft bei mancher Frau zunächst einen tiefen Schrecken aus oder wandelt sich nach einer ersten Freude in Bestürzung. Doch diese Gefühle scheinen ihr unerlaubt. Sie entsprechen so gar nicht dem öffentlichen Bild und auch nicht den privaten Vorstellungen, was eine richtige Frau empfinden soll.

„Jedes Kind hat ein Recht, erwünscht zu sein!" Das ist ein Schlagwort, das eigentlich einen anderen Sinn hatte, das den Forderungen der Frauen dienen sollte, über ihre Fruchtbarkeit selbst zu bestimmen. Doch inzwischen hat es sich umgekehrt, es legt den Frauen die Pflicht auf, sich jedes Kind zu wünschen. Wer nicht schwanger werden will, soll sich vorsehen. Diese Überzeugung ist in den meisten Köpfen fest verankert und erlaubt, sich von ungewollten Schwangerschaften zu distanzieren. „Das hätte sich vermeiden lassen, das hätte nicht passieren sollen." Im Zeichen der Machbarkeit, der Planbarkeit, der technischen Beherrschung aller Lebensvorgänge wird von Frauen erwartet, daß sie ihre Fruchtbarkeit beherrschen, daß ihre Kinder „Wunschkinder" sind und ihre Schwangerschaften erwünscht. Das ist eine relativ neue Entwicklung.

Erinnern wir uns: Früher waren fast alle Schwangerschaften ungewollt. Die Liebespaare, die Eheleute, die einander körperlich zugetan waren, rechneten zwar damit, daß aus jedem Beisammensein ein Kind entstehen könnte, und sahen diesen Zusammenhang mit mehr oder weniger Freude. Wenn es dann tatsächlich „passierte", war es trotzdem jedesmal eine Überraschung.

Das Wissen um Fruchtbarkeit und Verhütung war gering. Die meisten Frauen verließen sich darauf, daß der Mann „aufpassen", d.h. sich rechtzeitig zurückziehen oder ein Schutzmittel verwenden würde. Die Kenntnis der fruchtbaren Tage, die Information über mechanische oder chemische Verhütungsmittel für die Frau war nur wenigen zugänglich, jede öffentliche Aufklärung, Werbung und Verkauf solcher Mittel waren gesetzlich verboten. Im Schulunterricht wurde die menschliche Fortpflanzung nur anhand der Bienen erklärt.

Um die Unschuld der Töchter zu sichern, wurde jedes Mädchen gewarnt: Wer sich mit einem Mann einläßt, kriegt ein uneheliches Kind. Und Söhnen galt der väterliche Rat: Mach ja kein Mädchen „unglücklich“, sonst mußt du es heiraten. Gegen solche Schicksalsschläge gab es kein sicheres Rezept. In der Zeitung las man alle Tage von Mädchen, die wegen einer Schwangerschaft den Freitod gewählt hatten, von Jungen, die in die Fremdenlegion flüchteten.

Ich spreche nicht von irgendeiner grauen Vorzeit, sondern von meiner eigenen Jugend, in der Mitte unseres Jahrhunderts. Ich erinnere mich gut an die ständige Angst vor Schwangerschaft, die allen sexuell aktiven Frauen bekannt war, an die ungewissen Abtreibungsmittelchen und -adressen, die verstohlen ausgetauscht wurden. Ich erinnere mich an die „Mußehen“, die hastig wegen einer ungewollten Schwangerschaft geschlossen werden mußten, erzwungene Festlichkeiten, bei denen die Braut oft ihre Scham, der Bräutigam seinen Zorn kaum verbergen konnten. Damals war die Geburtenziffer doppelt so hoch wie heute, aber auch die Zahl der Kindstötungen, der ausgesetzten und verlassenen Kinder. Die Heime waren voll von kleinen Menschen, die keiner haben wollte, und in den Pflegestellen waren sie oft grausamer Ausbeutung ausgesetzt. Auch die Abtreibungen, die im gefährlichen Dunkel der Illegalität vorgenommen wurden, waren sehr viel häufiger. Ihre Zahl wurde anhand der Gesundheitsfolgen geschätzt, d.h. auf Grund der Todesfälle und schweren Erkrankungen infolge verpfuschter Abbrüche, die dadurch den Behörden bekannt wurden. So schätzte das Bundesinstitut für Bevölkerungsforschung noch 1965 rund 300.000 Schwangerschaftsabbrüche, hochgerechnet aus den etwa 1000 Frauen, die in einem Jahr an Abtreibung sterben mußten.

Das alles ist Vergangenheit. Mit dem Siegeszug der Pille, die 1961 in Deutschland zugelassen wurde, kam zum erstenmal das Bewußtsein auf, daß Frauen ihre Fruchtbarkeit selbst regulieren können. Das Thema, das bisher nur heimlich besprochen werden konnte, wurde plötzlich in aller Öffentlichkeit abgehandelt. Spirale und Diaphragma, die schon seit Jahrzehnten erfunden, aber niemals weit verbreitet waren, wurden allgemein bekannt.

Innerhalb weniger Jahre wurde ein ganzes Arsenal von Verhütungsmitteln und -methoden entwickelt und – was weitaus wichtiger war – in aller Breite diskutiert. Die BILD-Zeitung warnte vor der Pille, der Papst mißbilligte sie, die Frauenzeitschriften schilderten abgewogen das Für und Wider, und Pro Familia forderte die Freiheit der „Familienplanung", wie sie zunächst verschämt genannt wurde. Jede neue soziale Bewegung beteiligte sich an der Diskussion. Von der APO, die „freien Zugang zur Pille" forderte, bis zu den Feministinnen und Ökologen, die die Gesundheitsgefahren von Pille und Spirale aufdeckten und dafür alternative sanfte Verhütungsmethoden entwickelten oder ganz von der Penetration abrieten. Es gab heftige Kontroversen über die Wahl der Mittel, aber das Ziel war unumstritten: Ungewollte Schwangerschaften sollte es nicht mehr geben. Das Hochgefühl der Frauen, die nicht mehr ängstlich drauf achten mußten, ob ihr Partner „aufpaßt", führte zu dem stolzen Spruch „Kinder oder keine, bestimmen wir alleine!". Und viele Männer waren mit dieser Parole zufrieden, die sie von lästiger Verantwortung befreite.

In der gleichen Zeitspanne und im gleichen Zeitgeist entfaltete sich auch die sexuelle Liberalisierung, die das längst zu eng gewordene Korsett einer monogamen Moral sprengte. Der Ehebruch, der noch vor 20 Jahren mit Gefängnis bedroht war, wurde aus dem Strafgesetzbuch gestrichen, ebenso der Kuppeleiparagraph, der Eltern und Vermieter bestrafte, wenn sie unter ihrem Dach ein unverheiratetes Liebespaar duldeten. Die Benachteiligung unehelicher Kinder und ihrer Mütter wurde aufgehoben, der Paragraph 218 wurde – wenn auch halbherzig – reformiert. So wurde in ganz kurzer Zeit, nämlich in der ersten Hälfte der 70er Jahre, ein neues Normengefüge geschaffen, das den Geschlechtsverkehr und die Fortpflanzung außerhalb der Ehe von rechtlichen Folgen befreite und damit praktisch billigte. Inzwischen nimmt kaum jemand mehr Anstoß daran, wenn junge Menschen sexuelle Erfahrungen machen oder wenn eine Frau unverheiratet Mutter wird. In den Medien werden prominente Personen vorgestellt, die lächelnd über ihre wechselnden

Liebschaften berichten oder verschmitzt die Auskunft verweigern, wer der Vater ihres Kindes sei, ohne daß es ihrer Karriere zu schaden scheint. So hat sich im allgemeinen Bewußtsein die Vorstellung eingenistet, daß eine moderne Frau durchaus allein ein Kind kriegen und aufziehen kann, ohne Nachteile zu befürchten, und daß man ihr das auch zumuten kann. Die ungewollte Schwangerschaft hat also anscheinend ihren Schrecken verloren.

Schließlich hat die Verbreitung der Sexualaufklärung, die Arbeit der Pro Familia und anderer Institutionen der Sexualpädagogik die Vorstellung gefördert, jeder Mensch sei heute in der Bundesrepublik ausreichend informiert und in der Lage, sich vor unerwünschter Empfängnis oder Zeugung zu schützen. Neben den Lehrplänen, die je nach Bundesland eine eher mahnende oder aufklärende Grundhaltung einnehmen, aber jedenfalls das Grundwissen über die menschliche Fortpflanzung vermitteln, hat sich eine Fülle von Aufklärungsvorschriften, -filmen und -vorträgen über alle Jugendlichen ergossen, die in den letzten 15 Jahren zur Schule gegangen sind. Im Vergleich zur Elterngeneration, die sich ihr Verhütungswissen mühsam und unvollkommen zusammensuchen mußte, stehen die jungen Leute im Verdacht, mit sexuellen Informationen geradezu überfüttert zu sein. So ergibt sich die allgemeine Vermutung, daß jeder und jede „Bescheid weiß“. Wer dennoch ungewollt schwanger wird, dem kann Leichtsinn, Verantwortungslosigkeit oder Dummheit vorgeworfen werden.

Das sind drei Vermutungen, oder besser: drei Illusionen, die in den letzten zwanzig Jahren ins allgemeine Bewußtsein eingegangen sind und die öffentliche Meinung gegenüber ungewollten Schwangerschaften prägen:

Es gibt genügend sichere Verhütungsmethoden und es ist Sache der Frau, sie anzuwenden.

Diese Verhütungsmittel sind allgemein bekannt und zugänglich.

Es gibt Millionen alleinstehender Mütter, also kann es jeder Frau zugemutet werden, ein Kind allein aufzuziehen.

„Es ist eine Entscheidung für den erbärmlichen Egoismus und die krasse Selbstsucht. Ob es sich dabei um die Bequemlichkeit, die Sorge um die weibliche Attraktivität, die Filmkarriere, das Auto, die Ferienreise, den Sexus oder sonst eine Äußerung des ‚eigenen Bauches' handelt, oder um ernsthaftere Probleme ... es ist dennoch immer eine egoistische Entscheidung, aber keine ‚Gewissensentscheidung'!"

Aus dem Memorandum der Europäischen Ärzteaktion zur Reform der Abtreibungsgesetzgebung, übersandt an den Deutschen Bundestag 1973.

Aber diese Illusionen erweisen sich im Einzelfall immer wieder als falsch.

In letzter Zeit ist auch noch die Diskussion um die künstlichen Fortpflanzungstechniken hinzugekommen und hat den Eindruck erweckt, daß es zahlreiche ungewollt kinderlose Paare gibt. Ihre tragischen Bemühungen um eine Empfängnis nehmen in den Medien großen Raum ein.

Wenn einzelne Betroffene im Fernsehen auftreten oder ihre Leidensgeschichte in der Presse veröffentlichen, so ist ihnen allgemeines Mitgefühl, sogar Bewunderung gewiß. Oft wird dabei der Vergleich zu jenen undankbaren Personen gezogen, die ohne Mühe ein Kind empfangen und es nicht einmal haben wollen.

Ungewollt Schwangere treten nicht im Fernsehen auf. Sie können nicht auf öffentliche Sympathie rechnen. Noch immer verheimlichen die meisten Frauen ihre Schwangerschaftskonflikte oder ihre Abtreibung vor ihrer Umgebung, noch immer gibt es viele, die im Beratungsgespräch sagen, sie hätten bisher überhaupt mit niemandem über ihre Sorgen gesprochen.

Die Frauen, die ins Familienplanungszentrum kommen, suchen entweder die gesetzlich vorgeschriebene Beratung zum Schwangerschaftsabbruch oder kommen, um sich über soziale Hilfen zu informieren. Das Zentrum macht von allen Hamburger Beratungsstellen die höchste Anzahl an Beratungen zum § 218, im vergangenen Jahr über 1000.

Die Ratsuchenden stammen aus einem breiten Bevölkerungsspektrum und können mit einigen Einschränkungen als typisch gelten. Freilich fehlen jene gutsituierten Ehefrauen, jene Luxusgeschöpfe und Karrierefrauen, die in den Fantasien mißbilligender Bürger eine so große Rolle spielen. Vielleicht sind sie nicht so häufig, wie jene glauben, vielleicht suchen sie auch keine öffentliche Beratungsstelle auf, sondern arrangieren sich mit ihrem Frauenarzt. Es fehlen auch jene selbstbewußten Personen, die auf ihr gutes Recht der Selbstbestimmung pochen und den Schwangerschaftsabbruch als unbedeutende Nebensache abtun. Vielleicht gibt es nicht so viele, wie gern behauptet wird, vielleicht lehnen sie den ganzen lästigen Instanzenweg ab und fahren lieber nach Holland?

Die Beratung zum Paragraphen 218 ist eine Zwangsberatung. Die Frau, die einen legalen Schwangerschaftsabbruch erwägt, muß sich beraten lassen – egal, ob sie Rat braucht oder nicht –, und sie ist daher oft unwillig oder ängstlich, weil sie Vorwürfe und Hindernisse fürchtet. So bleibt das Gespräch manchmal in diesem formalen Rahmen stecken oder erschöpft sich in mißtrauischer Ablehnung. Aber die meisten Frauen haben zuviel auf dem Herzen, um es zurückzuhalten. Da sie niemanden in ihrer Freundschaft oder Familie haben, mit dem sie sich aussprechen können, sind sie bereit, sich sogar einer fremden Person, der Beraterin, anzuvertrauen, wenn das Klima freundlich ist. Viele haben das Für und Wider ihrer Schwangerschaft schon lange abgewogen und sind mit einem festen Entschluß gekommen. Wenn sie trotzdem Angst und Sorgen haben, dann geht es um ihren Partner, um ihre Eltern oder um die möglichen Folgen einer Abtreibung. Andere sind noch nicht mit sich im reinen, fühlen sich vom Zwiespalt ihrer Gefühle gelähmt und wissen nicht, wie sie eine Entscheidung treffen sollen. Jede ist anders, jede soll ernst genommen werden.

„Das hätte nicht passieren dürfen“

Die Zeit der verwirrenden Gefühle beginnt an dem Tag, wo eine Frau zum erstenmal daran denkt, sie könnte schwanger sein. Ein paar Tage Angst und Ungewißheit – ob die Regel sich verspätet hat, ob sie nicht doch noch kommt oder ob es irgendeine Erklärung für die Unregelmäßigkeit gibt – und dann wird die Ungewißheit kleiner und die Angst immer größer: Es ist passiert.

Angst läßt viele Frauen aktiv werden. Sie besorgen sich einen Schwangerschaftstest in der Apotheke, sie gehen zu ihrem Arzt oder sie kommen direkt ins Beratungszentrum, um hier den Test machen zu lassen. Wenn er „positiv“ ausfällt, d.h. wenn eine Schwangerschaft festgestellt wird, ist zumindest eine Ungewißheit vorbei, dafür treten neue Gefühle auf, Zweifel, Verzweiflung, Wut und Scham.

„Ich weiß, daß ich nicht besonders gut verhütet habe. Ich habe einen Nachtberuf, muß viel trinken, lebe ganz unregelmäßig. Da wird die Pille schon mal vergessen. Ich hab' damit gerechnet, daß es irgendwann mal passiert. Ein Kind paßt nicht in mein Leben. Da muß ich eben durch, möglichst schnell und möglichst ohne Schaden.“ Martina ist Prostituierte, 25 Jahre alt. In fünf Jahren will sie „bürgerlich werden“ und eine Familie kriegen. Sterilisation kommt für sie nicht in Frage, also muß sie eine Abtreibung in Kauf nehmen. Sie kennt einen Arzt, der es illegal macht, aber das kostet DM 500,–. Die möchte sie lieber sparen.

Solche Frauen sind selten, die eine Abtreibung bewußt in Kauf nehmen. Für die meisten ist die Schwangerschaft zunächst ein Bankrott ihrer Verhütungsmethode, ein Grund, an sich selbst oder an ihrem Arzt zu zweifeln.

„Mir hat der Arzt geraten, eine Pillenpause zu machen, weil ich seit 10 Jahren ununterbrochen diese Hormone schlucke.

Wir sollen mit Zeitwahl verhüten oder Präser nehmen. Aber wie ich das meinem Mann beibringen soll, hat er mir nicht gesagt", klagt eine 28jährige Schneiderin.

„Nach dem dritten Kind hat mein Mann sich sterilisieren lassen. Nun bin ich trotzdem schwanger und erfahre nachträglich, daß die Samen noch ein halbes Jahr fruchtbar sind, also hätten wir uns nicht drauf verlassen dürfen. Das macht doch nichts, sagt der Doktor, wo dreie sind, wird auch ein viertes groß", erzählt eine Hausfrau, deren Mann arbeitslos ist.

Zorn und Enttäuschung über die falschen Ratschläge, das flüchtig angepaßte Diaphragma – das sich dann auch als zu klein erweist –, die leichtfertige Diagnose – „Sie werden sowieso nicht schwanger, ihre Gebärmutter ist zu klein" – oder die Illusion, während der Stillzeit bestehe ein automatischer Schutz vor Empfängnis, rufen bei manchen Frauen die Hoffnung hervor, sie seien für ihre Schwangerschaft nicht verantwortlich zu machen. Diese Gedanken nehmen oft großen Raum in den Gesprächen ein – sie sollen wohl als Schutz vor den Vorwürfen dienen, denen sie sich ausgesetzt fühlen, auch wenn kein Wort davon in der Beratung fällt.

„Leichtsinn, Dummheit, Verhütungsfehler –" zitiert die zornige Krankenschwester, die vom Facharzt das falsche Diaphragma erhielt, „das darf ich alle Tage in der Zeitung lesen. Aber wer macht denn die Fehler? Ich habe mir nichts vorzuwerfen, warum muß ich mir diese Vorwürfe anhören!"

Die ihren Zorn nach außen richten können, haben ein Ventil gefunden, um sich wenigstens von einem Teil der allgegenwärtigen Vorwürfe zu entlasten. Denn allgemein gilt es als eine Verfehlung, ungewollt schwanger zu werden. In jedem Freundeskreis, an jedem Kaffeetisch kann man es hören: „Heute kann eine Frau selbst für ihre Empfängnisverhütung sorgen." Sie soll die Nebenwirkungen der Pille oder Spirale hinnehmen oder sie soll gewissenhaft Temperatur messen und rechtzeitig das Diaphragma einführen, und wenn sie nicht sicher vorgesorgt hat, soll sie für Enthaltsamkeit sorgen. Wenn sie sich gegen den Partner nicht durchsetzen kann oder gar selbst von Gefühlen überwältigen läßt, dann muß sie ganz allein dafür büßen. Diese Forderung – „Eine Frau muß sich beherrschen können!" – ist im Zeichen der sexuellen Freiheit als altmodisch abgelegt worden, doch an ihre Stelle trat die moralische Pflicht zur geplanten Verhütung, deren Versagen allein den Frauen zugeschoben wird.

Je mehr Frauen sich dieser Pflicht beugen, desto schlimmer trifft sie ihr Versagen, ihre vermeintliche Schuld:

„Niemals habe ich geglaubt, daß mir das passieren würde!", sagt eine Lehrerin von Mitte 30, die all ihre Tagebücher und Menstruationskalender mitgebracht hat, als müsse sie beweisen, daß sie wirklich immer korrekt verhütet hat. „Das sind andere Frauen, die abtreiben, nicht solche wie ich. Das sind Frauen, die es mit der Verhütung nicht ernst nehmen, die vielleicht auch ein ungeordnetes Liebesleben führen oder selbst nicht recht wissen, was sie wollen. Aber ich bin ein sehr ordentlicher Mensch. Meine Freunde sagen sogar, ich wäre überorganisiert. Ich habe jahrelang diszipliniert die Pille genommen, bis mir der Arzt wegen Migräne abgeraten hat. Ich habe mir die Spirale setzen lassen, aber leider gleich eine Unterleibsentzündung gekriegt. Ich habe mir das Diaphragma anpassen lassen, eisern geübt, bis es mir selbstverständlich wurde, und eisern Temperatur gemessen, damit ich die gefährlichen Tage kenne. Was habe ich denn nur falsch gemacht, daß ich plötzlich schwanger bin?"

„Es paßt überhaupt nicht zu mir, daß mein Körper mich überlistet hat. Das muß einen besonderen Grund haben", sagt eine schmale, ernste Studentin, 26 Jahre alt, Mitglied einer Frauengruppe. „Ich würde niemals gegen die Natur handeln, so einen Fremdkörper wie die Spirale in meinen Bauch tun oder ständig Hormone einwerfen. Ich bin mit meinem Körper in Harmonie. Ich spüre meinen Eisprung und beobachte meinen Vaginalschleim, da habe ich mich noch nie geirrt. Eine Frau wird nicht schwanger, wenn sie es nicht will. Ich habe meine Energien darauf gerichtet, daß ich jetzt Examen mache, endlich mein Studium abschließe und keine Schwangerschaft zulasse. Ich habe Abtreibung immer unmöglich gefunden, eine körperfeindliche Handlung, und nun bleibt mir gar nichts anderes übrig. Ich kann es nicht verstehen."

Es wird so viel über die Mängel der Verhütungsmittel berichtet. Die öffentliche Diskussion beschäftigt sich seit Jahren mit den medizinischen und psychologischen Bedenken gegen die Pille, mit den Entzündungsgefahren der Spirale, mit der Fehlerquote der mechanischen und chemischen Verhütungsmittel – und trotzdem werden die Frauen von schlechtem Gewissen befallen, wenn die Mängel an ihnen deutlich werden. Diese allzu weibliche Bereitschaft, Schuld auf sich zu laden, wird besonders deutlich an den Frauen, die wiederholt ungewollt schwanger wurden. Das heißt in den meisten Fällen, daß sie auch mehrere Schwangerschaftsabbrüche hatten.

Das sind Frauen, die sich getroffen fühlen, wenn von leichtfertigen, triebhaften, egoistischen Personen die Rede ist, die den Paragraphen 218 „mißbrauchen", die die Abtreibung als Mittel der Geburtenkontrolle ansehen. Sie wissen, daß sie gemeint sind, und deshalb versuchen sie oft, ihre früheren Erfahrungen zu verschweigen. *Einen* Schwangerschaftsabbruch kann man eingestehen, jedenfalls in einem vertraulichen Gespräch oder beim Arzt – der es ja wahrscheinlich sowieso herausfindet –, denn *einen* Fehler hat jeder frei. Doch die wiederholten Abbrüche sind ein schuldbeladenes Geheimnis.

„Ich dachte, ich wäre überhaupt die einzige Frau, der so etwas mehrmals widerfährt. Mein Frauenarzt hat mir eingeschärft, daß es nie wieder passieren darf, das war die Bedingung, unter der er mir zum Abbruch verholfen hat. Also mußte ich den Arzt wechseln, beim zweiten Mal, und hatte Todesangst, daß er es merkt. Beim dritten Mal hab' ich es eingestanden, weil ich auch so verzweifelt war und rausfinden wollte, was ich eigentlich falsch mache mit meiner Verhütungsmethode. Und da stellte der Arzt die Bedingung, daß ich mich sterilisieren lasse, sonst mache er den Eingriff nicht. Da bin ich dann rausgelaufen und hab' einen anderen Arzt suchen müssen. Beinahe hätte ich die Frist überschritten."

Wenn eine Frau zum zweiten oder dritten Mal ungewollt schwanger wird, muß sie nicht nur mit den Vorwürfen von Ärzten und vieler Beratungsstellen rechnen, sondern oft auch mit schweren Selbstzweifeln.

„Ich hatte mir so fest vorgenommen, daß mir das nie wieder passiert. Meine ganze Sexualität war von Angst überschattet, daß ich mir keine Fehler leisten darf. Ich vertrag' weder Pille noch Spirale, hab' einen ganz unregelmäßigen Zyklus, also gab es bald gar keine Zeit mehr, wo ich unbesorgt mit meinem Freund zusammen sein konnte. Und dann ist es doch wieder geschehen. Ich kann es mir nicht erklären. Es muß etwas nicht in Ordnung sein mit mir. In meinem Freundeskreis habe ich nur Vorwürfe gehört: Ich sei wohl besonders leichtsinnig oder sexuell zügellos. Dabei habe ich kaum noch Lust, mit meinem Freund zu schlafen, weil ich immer nur dran denke, ich könnte schwanger werden." Die 27jährige ist völlig verzweifelt. „Manchmal hasse ich mich selbst – meine Gefühle und meinen Körper."

Das körperliche Erlebnis der Schwangerschaft wird von jeder Frau anders empfunden. Manche sind von Übelkeit und Magenschmerzen geplagt, fühlen sich schwer und niedergeschlagen. „Ich merke, daß mein Körper diese Sache ablehnt, genauso wie mein Kopf", stellt eine 25jährige Verkäuferin fest. „Ich empfinde Ekel vor vielen Speisen und Gerüchen, die ich sonst gut leiden mag. Und ich bin mir auch selbst zuwider in diesem fremden Zustand."

Andere berichten von körperlichem Wohlgefühl, von gesteigerter Sensibilität. „Sie werden es nicht glauben: meine erste Reaktion war Freude. Ich bin eine richtige Frau, ich kann empfangen und Kinder kriegen. Ich erlebe meine erste große Liebe, und die wird nun richtig bestätigt durch ein greifbares Ergebnis. Ein paar Tage habe ich es richtig genossen, das Spannen in der Brust und das ziehende Gefühl, als hätte ich ein Geschenk gekriegt. Aber ich wußte schon, daß ich dem Gefühl nicht nachgeben darf, daß ich das Geschenk nicht behalten darf. Ich wußte: sobald ich drüber spreche, ist es vorbei. Als ich es dann meinem Freund erzählt habe, war schon klar, daß wir es nicht kriegen können.“ So Liona, eine 17jährige Schülerin aus einer kleinen Stadt in Niedersachsen, die mit großer Gelassenheit alle Fragen beantwortet.

Nein, sie ist nicht besonders traurig über ihren Entschluß, die Schwangerschaft abzubrechen. Sie weiß ja jetzt, daß es ein schönes Gefühl sein kann, und wenn die richtige Zeit gekommen ist, wird sie es auch zulassen.

Die Angst vor der Schwangerschaft kann so lähmend sein, daß sie gar nicht richtig wahrgenommen wird, als könne ein Unheil abgewendet werden, wenn man die Augen fest davor verschließt.

„Ich habe überhaupt nichts gemacht und niemand davon erzählt. Jeden Tag zur Arbeit, jeden Abend zu Hause gesessen, immer nur ferngesehen, damit ich nicht dran denken mußte. Es darf einfach nicht wahr sein. Meine Eltern schlagen mich tot. Ich weiß nicht, wohin ich gehen muß und ich kann auch niemand fragen. Ich kann mir nicht vorstellen, daß ich ein Kind kriege, aber ich kann mir auch nicht vorstellen, daß ich eine Abtreibung mache. Ich habe nur immer gedacht: Lieber Gott, laß es nicht wahr sein. Schließlich, als die Regel zum zweiten Mal wegblieb, hat meine Arbeitskollegin was gemerkt, mir war auch immer schlecht, und hat mir die Adresse vom Zentrum gegeben.“ So kam Maria, eine 19jährige Portugiesin, gerade noch rechtzeitig zur Beratung, um innerhalb der gesetzlichen Frist einen Schwangerschaftsabbruch zu erhalten. Doch es war schwer, Kontakt zu ihr zu finden, die Angst vor den Eltern, die Angst vor dem Eingriff umgaben sie wie eine dicke Mauer. Über den Ursprung der Schwangerschaft verweigerte sie jede Auskunft. Gab es da ein schändliches Geheimnis? Sie blieb stumm und zitternd, bei der Beraterin, bei der Ärztin und später auch beim Eingriff. Alle Hilfsangebote stießen auf eine glatte Wand, auch die Aufklärung über Empfängnisverhütung wies sie zurück. „So etwas passiert mir nie wieder. Ich will nie mehr etwas mit einem Mann zu tun haben.“

Das sind Gespräche, die bei den Beraterinnen Ratlosigkeit

zurücklassen. Hätte es eine bessere Lösung gegeben? Hätte ein anderer Zugang mehr Vertrauen ermöglicht?

Solange die Zwangsberatung eine Vorbedingung für den gesetzlich erlaubten Schwangerschaftsabbruch ist, solange die Frauen unter Druck stehen und fürchten, die notwendige Bescheinigung könne ihnen verweigert werden, fällt es manchen schwer, sich zu öffnen.

Doch selbst wenn sie Vertrauen fassen, wenn sie ihre Geheimnisse aufdecken, ändert es nicht viel. Die Tochter, die vom Vater verprügelt, die Schülerin, die vom Sportlehrer mißbraucht wird, die Mutter, deren Mann ihre Kinder mißhandelt – sie können auf Anteilnahme, auf entlastende Gespräche hoffen, doch eine Beratungsstelle ist nicht in der Lage, sich aktiv einzuschalten, Mißstände aufzudecken oder die Schuldigen zur Rede zu stellen.

Das Kind im Kopf – das Kind im Bauch

Mütterliche Gefühle, das sind schöne und schlechte. Das ist die Angst vor Abhängigkeit und die Angst, alles falsch zu machen, das ist Stolz und Wärme und Sehnsucht nach Verschmelzung, und ebenso auch Abwehr dieser intensiven Nähe.

Lange, ehe die Frau wirklich Mutter wird, hat sie oft schon das „typische mütterliche Verantwortungsgefühl" entwickelt. „Das möchte ich meinem Kind nicht zumuten", sagte Irina B., sehr gepflegt und entschieden, „wenn es so hin- und hergerissen wird." Sie ist schwanger und weiß nicht, von wem. Zwei Männer kommen in Frage. „Der eine hat schon total abgewinkt, und der andere? Den müßte ich beschwindeln. Das ist doch keine Basis, auf der man eine Familie aufbaut. Bei uns zu Hause war es toll, wir sind von beiden Eltern geliebt worden. So soll es mein Kind auch haben." Darum hat sie sich zum Schwangerschaftsabbruch entschieden.

Frauen, die ungewollt schwanger geworden sind, berufen sich auf eigene Erfahrungen, gute oder schlechte. Sie sind oft ganz sicher, daß sie die Interessen des ungeborenen Kindes richtig vertreten, wenn sie es nicht zur Welt kommen lassen. Sie haben keine Zweifel, daß sie dafür „zuständig" sind. „Wer sonst?", fragt Ina, arbeitslos, 20 Jahre alt. „Wer kümmert sich denn später drum? Ich weiß, wie das ist. Wir waren vier, mit einer geschiedenen Mutter. Ich kenn' das, wenn man sich Sachen wünscht, die alle anderen Kinder haben, oder wenn man sich nur 'ne ganz kleine Süßigkeit wünscht, und immer hieß es: Du weißt doch, daß wir sparen müssen. Wie oft hab' ich es meiner Mutter übelgenommen, daß sie uns in diese miese Armut reingeboren hat." Sie erzählt ihre ganze Kindheitsgeschichte, viele schmerzliche Nadelstiche, und ihre ganze Hoffnung ist, daß ihr Kind es einmal besser haben soll. „Ich bin erst zwanzig. Ich kann abwarten, bis mein Leben richtig geworden ist, bis ich ein richtiges Zuhause und einen richtigen Vater für es gefunden habe. Dazu gehört auch, daß ich verheiratet bin. Armut ist schon schlimm. Aber wenn sie auf dich herabsehen, das ist noch schlimmer." Viele wissen aus eigener Erfahrung, aus dem Freundeskreis, was es heißt, von Sozialhilfe zu leben oder auf die Unterhaltszahlungen eines unwilligen Vaters zu warten. Der Hinweis auf Erziehungsgeld, auf die Stiftung „Mutter und Kind" macht ihnen wenig Eindruck. „Für's erste Jahr mag's ja gehen", rechnet Ina nach. „Und dann? Kinderschuhe werden jedes Jahr teurer. Schneller als meine eigenen. Ich kenne Frauen, die so leben, immer im Streß, immer am Rechnen. Jeder kann sehen, wie das Kind oft Blitzableiter sein muß. Meins soll sowas nicht erleben."

„Mein Kind", das kommt in vielen Beratungsgesprächen vor und scheint den Frauen oft ganz lebendig vor Augen zu stehen. Aber das ist nicht der Embryo von sechs oder acht Wochen, der im Augenblick in ihnen wächst, sondern das Kind, das sie irgendwann einmal zur Welt bringen werden. Für dieses zukünftige Kind fühlen sie sich schon jetzt verantwortlich und wünschen ihm gute Lebensbedingungen, also müssen sie es daran hindern, in ein „falsches" Leben hinein geboren zu werden.

„Mein Kind hat sich zur falschen Zeit angemeldet", sagt Anna, die Referendarin, die kurz vor dem Examen steht. „Es muß noch ein wenig warten, damit ich richtig für es sorgen kann." „Ein Kind merkt doch, wenn's nicht gewollt ist", erklärt die Schülerin Gesa, die noch zu Hause lebt und oft genug vom Stiefvater hören muß, welche Last sie darstellt.

Es fällt mir auf, wie sehr sich die Sprache der Betroffenen von der papiernen Ausdrucksweise der politischen Redner unterscheidet. Vom werdenden Leben, vom Fötus, vom Rechtsgut Embryo, von der „personalen Existenz" oder auch vom „Zellhaufen", wie sie in der politischen Debatte genannt werden, ist in den Überlegungen der Frauen kaum die Rede. Sie sprechen von der Schwangerschaft, die sie beenden wollen oder nicht, vom Kind, das sie erwarten, das sie sich wünschen, das sie nicht kriegen oder nicht lieben können, das keinen Platz finden wird.

Manchmal scheint es, als sei das Kind, das sie einmal haben werden, schon lange vor der Schwangerschaft in ihrem Kopf lebendig und bleibt auch lebendig, wenn die Schwangerschaft abgebrochen wird.

„Mein Kind will richtige Eltern haben, die es willkommen heißen. Es will nicht in diesen Wirrwarr hereingeraten." Als habe sie bei dem zukünftigen Baby die Erlaubnis eingeholt, erzählt Gerti, eine Krankenschwester, die sich nach schweren Mißhandlungen endlich von ihrem alkoholkranken Freund getrennt hat und selbst tablettenabhängig ist. „Ich weiß, daß ich mein Leben in Ordnung bringen muß, damit das Kind sich wohlfühlt."

Das Gefühl, in mütterlicher Verantwortung zu handeln, vielleicht sogar im Einverständnis mit dem Ungeborenen, kann diesen Frauen helfen, mit sich selbst im reinen zu sein, wenn sie einen Schwangerschaftsabbruch beschließen. Das Gefühl der Verantwortung, die gewissenhafte Auseinandersetzung mit den Interessen derer, die ihr anvertraut sind, wird oft klar ausgesprochen, wenn schon Kinder vorhanden sind. Das Ehepaar F., behäbige ruhige Handwerksmeister aus einer niedersächsischen Kleinstadt, die wegen eines Schwangerschaftsabbruchs die Reise nach Hamburg auf sich nehmen müssen, erklären gelassen, warum sie ihre Entscheidung für richtig halten: „Wir haben alles gemeinsam besprochen, was für die Familie gut ist. Die Kinder sollen nicht zu kurz kommen. Sie sind sechs und vierzehn, stellen ganz verschiedene Ansprüche. Der Mann hat Sorgen im Geschäft und baut auf meine Unterstützung. Da werd' ich schon oft nervös. Jetzt kommt noch die Pflege der Großmutter auf uns zu. Ich will es ja allen recht machen ...", sagt die Frau, und ihr Mann fügt hinzu: „Du sollst auch selbst zu deinem Recht kommen."

Jede zweite Frau, die einen Schwangerschaftsabbruch erwägt, ist bereits Mutter und muß notwendigerweise die Interessen ihrer lebenden Kinder bedenken, doch auch hier sind die Gefühle gemischt. Es ist leichter, einen Abbruch zu machen, wenn man schon ein Kind hat. Oder ist es schwerer?

„Ich hab' vor sechs Jahren einen Abbruch gemacht, das war damals ganz klar: Kein Partner, keine Wohnung, keine Perspektive mit einem Kind. Das war eine Entscheidung, mit der ich keine Probleme hatte, auch hinterher nicht. Aber inzwischen habe ich geheiratet, hab' zwei Kinder, lebe von Sozialhilfe und weiß genau: Mehr schaffe ich nicht. Und doch habe ich zu diesem dritten, das zu uns kommen will, ein ganz inniges Gefühl. Ich erlebe die Schwangerschaft ganz anders, kann mir das Baby schon vorstellen. Wie soll ich es fertigbringen, mich dagegen zu entscheiden. Mein Bauch freut sich auf das Kind, und mein Kopf sagt, es muß weg." Diese junge Frau B. entspricht wohl den Vorstellungen, die landläufig von der „sozialen Indikation" bestehen – eine Familie, die nur aus finanziellen Gründen auf ein Kind verzichten muß, das sie sich eigentlich wünscht. Diese Fälle sind nicht sehr häufig, aber besonders traurig, weil die sozialen Hilfen vorn und hinten nicht reichen. Frau B. wird 12 Monate lang DM 600,– Erziehungsgeld kriegen, zudem kann sie mit zusätzlichen DM 188,– Sozialhilfesatz fürs dritte Kind rechnen, die Mutter- und Kindstiftung mag einmalig DM 800,–, das Caritaswerk eine Babyausstattung spenden. „Ich weiß, daß wir für lange Jahre nicht aus dem wirtschaftlichen Druck, aus der ständigen Existenzangst rauskommen. Werden wir das dem Kind nicht übelnehmen? Doch wenn ich es wegmachen lasse, werde ich es mir nicht verzeihen." Ihre Hoffnung, in der Beratung den Zwiespalt heilen zu können, wird nicht erfüllt. Sie geht, ohne eine Entscheidung zu fällen, weg, will sich alles überlegen. Vielleicht ist sie eine der Frauen, die die Frist verstreichen lassen, weil der Entschluß so schwer fällt, eine, die erst im vierten oder fünften Monat erkennt, daß sie einen Schwangerschaftsabbruch braucht.

Auch Gudrun hat zwei Kinder, ist gerade erst 20 und sieht zehn Jahre älter aus. „Ich weiß schon jetzt nicht weiter, hab' meinen Mann verlassen, damit ich auf die Füße komme. Er ist arbeitslos, hat DM 40.000,– Schulden und keine Aussicht, daß es besser wird. Er spielt, davon kommt er nicht los. Jetzt wohne ich erstmal bei meiner Mutter, recht eng mit den beiden Kleinen. Eigentlich habe ich mich schon wieder versöhnt, davon bin ich auch schwanger geworden. Aber mein Mann will die Kinder nicht. Er hat sie nie gewollt und behandelt sie auch schlecht. Nun noch ein Drittes, das geht nicht gut. Wenn ich wieder zurückgehe, das kann ich den Kindern kaum zumuten. Wenn ich mich aber endgültig trenne, kann ich kein Baby mit durchbringen. Meine Mutter ist berufstätig, sie wird mir ein wenig helfen, aber die zwei Kleinen sind schon reichlich Arbeit."

In der öffentlichen Diskussion um die Abtreibung ist viel von Adoption die Rede: Eine Patentlösung in den Augen jener Politiker, Ärzte und Prediger, die selbst nie in die Lage kommen können, ein Kind auszutragen und zu gebären; eine Patentlösung auch in den Augen der vielen Ehepaare, die sich ein Adoptivkind wünschen, möglichst ein weißes, neugeborenes, gesundes Baby, und die oft jahrelange Wartezeiten für das Idealkind auf sich nehmen müssen.

Für die Frauen, die in die Beratungsstelle kommen, scheint diese Lösung eines Schwangerschaftskonfliktes kaum erträglich. Ich habe unter Hunderten nur eine einzige getroffen, die von sich aus bereit war, ihr Kind nach der Geburt wegzugeben. Auch sie war von Angst und Verzweiflung erfüllt über ihren Entschluß, sie sah aber keinen anderen Ausweg. Die meisten Frauen lehnen diese Perspektive ab.

„Ich habe zwei Kinder. Ich weiß, wie mühsam eine Schwangerschaft ist, vor allem in den letzten Monaten und wie eng man sich schließlich mit dem Kind gebunden fühlt, wenn es dann zur Welt kommt. Wie soll ich mich dann noch davon trennen können? Das ist gegen die Natur", sagt eine niedersächsische Bäuerin. „Woher weiß ich denn, ob ein Adoptivkind glücklich wird? Ob es nicht später danach fragt, warum ich es nicht behalten wollte? Mein Freund ist als Pflegekind aufgewachsen, der ist heute noch nicht damit fertig", sagt Elsie, eine 18jährige Schülerin. „Ich würde mich mein Leben lang schämen, wenn ich ein kleines Baby einfach an fremde Menschen weggebe."

„Wie komme ich dazu, für irgendwelche gutsituierten Leute

ein Kind zu kriegen, weil die sich das wünschen", fragt Gertrud, die keine Ausbildung und keine Arbeit hat. „Niemand kümmert sich darum, was ich mir wünsche. Wenn ich Geld hätte und eine Wohnung, dann würde ich auch gern ein Kind haben. Ich wäre bestimmt eine gute Mutter, wenn ich eine Chance kriege. Darum fällt es mir auch so schwer, mich zu entscheiden, und ich hoffe immer noch, daß es einen Ausweg gibt. Aber die Adoption ist kein Weg für mich."

Viele Frauen wissen ganz klar, daß sie die Schwangerschaft nicht austragen wollen, daß sie keinerlei freundliche Gefühle für ihre Leibesfrucht haben. „Ich hab einen höllischen Schreck gekriegt, daß ich schwanger bin", sagt Sabine, eine stämmige herzliche Blondine. „Ich hab einen fünfjährigen Jungen, der ist psychisch krank und braucht meine ganze Kraft. Da ist nichts übrig. Ich weiß ja auch gar nicht, woher diese Krankheit kommt, ob es vielleicht an mir liegt, und ob das nächste Kind nicht ebenso wird. Da bleibt mir nur der Abbruch, ganz klar. Es ist auch nicht der erste. Hab schon schlimme Erfahrungen gemacht. Natürlich hab ich auch schon dran gedacht, mich sterilisieren zu lassen. Doch so ein endgültiger Eingriff – das fällt mir schwer. Vielleicht, wenn der Junge mal groß ist, trau ich mir doch ein zweites Kind zu."

Ob sie sich für einen späteren Sinneswandel offenhalten, oder ob sie nur vermeiden wollen, einen schlechten Eindruck zu machen: jedenfalls kommt es sehr selten vor, daß eine Frau zugibt, grundsätzlich keine Kinder zu wollen.

Yvonne, eine prächtig geschminkte Erscheinung im Leopardenanzug, fühlt sich ungefragt zu einer Begründung verpflichtet: „Ich bin im Heim aufgewachsen, hab meine Eltern erst mit zwanzig rausgefunden. Das war aber auch kein Erfolg, die wollten nichts von mir wissen. Ich bin ganz hart, hab viel mitgemacht, da ist es besser, wenn man nichts an sich ranläßt. Für Kinder hab ich keinen Sinn. Meine Freundin hat sowas, da könnt ich mich vergessen, so nervt mich das Gör." Nun ist sie schwanger, im vierten Monat. „Ich hab's nicht für möglich gehalten, war ganz sicher, daß ich nie ein Kind kriege, weil das einfach nicht zu mir paßt." Der Arzt hat ihr gesagt, daß es für einen legalen Schwangerschaftsabbruch zu spät ist, daß sie höchstens in Holland noch eine Abtreibung machen kann. Aber dafür hat sie kein Geld. Wir sollen ihr helfen. Der Vorschlag, das Kind auszutragen und zur Adoption zu geben, entlockt ihr nur Hohn. „Da kann ich ja monatelang nichts verdienen! Was glauben Sie denn!" Über ihren Beruf will sie nichts sagen; es wird wohl was in St. Pauli sein. Vielleicht sollte sie zum Psychiater gehen. „Wieso das denn? Wegen Selbstmordgefahr? Eher bringe ich das Kind um." Wir wissen keinen Rat. „Das hat der Arzt auch schon gesagt. Dann klebe ich eben einen Groschen auf den Nabel, dann erstickt es. Das habe ich im Heim gehört, daß es so geht." Sie verläßt uns mit zornigem Türenschlag, ehe wir sie zur katholischen Beratungsstelle schicken, die vielleicht einen Platz im Mutter- und Kindheim oder andere Hilfen vermitteln könnte. Ich hätte gern gewußt, wie die frommen Frauen von der Caritas mit diesem „Satansbraten" umgehen.

Und was hätten sie wohl zu Bertie gesagt, kurzhaarig, mit Blechbrille und Trainingsanzug, die ganz dem Klischee eines „kessen Vaters" entspricht. „Das war ein dummer Zufall", sagt sie, „daß ich schwanger geworden bin. Ich hab sonst nie was mit Männern. Ich weiß auch genau, wann es passiert ist. Am 26. Dezember, weil meine Freundin zum Weihnachtsessen zu ihren Eltern ging und ich nicht mitdurfte. Darum hab ich mich in der Kneipe vollaufen lassen und da ist es dann so gekommen. Aber ich hab mit der Frauenrolle, mit Männern und Kindern, nichts im Sinn."

Gefühle sind auch dort, wo die Frauen sich gefühllos geben. Mißtrauen und Abneigung lassen sich schwer aussprechen, machen es auch den Beraterinnen schwer, darauf einzugehen.

Die meisten von ihnen haben selbst Kinder, haben auch selbst Abtreibungen erlebt. Sie kennen sich gut in den schwankenden Emotionen aus, in dem Hin und Her zwischen Selbstbestimmung und Kinderwunsch, zwischen dem Zorn auf die miserablen Bedingungen der Mutterschaft und dem Schuldgefühl, das sich aus vielen Quellen speist.

Die Trennung, die in der öffentlichen Diskussion zwischen guten und bösen Frauen gemacht wird: gut sind die mütterlichen, verantwortungsvollen, die ihre Kinder austragen; schlecht sind die kalten, egoistischen, die sich den Kindern verweigern – diese Trennung wird in der Wirklichkeit der Beratung nicht sichtbar. Es sind dieselben Frauen, die unter bestimmten Umständen zur Abtreibung entschlossen sind und unter anderen Umständen liebevolle Mütter sind. Es sind dieselben Frauen, denen die Gesellschaft Last und Verantwortung für zwanzig Jahre Kinderaufzucht anvertraut, dieselben, die in Festreden und Predigten wegen ihrer Selbstlosigkeit gelobt werden, denen aber nicht zugetraut werden kann, daß sie selbst entscheiden, wieviel sie tragen können.

Natürlich kommen auch böse Menschen in die Beratung und kalte verantwortungslose Frauen, die Kinder hassen oder jedenfalls den Eindruck erwecken. Sie sind so selten, daß jede einzelne einen tiefen Eindruck hinterläßt.

Soll die Beratungsstelle darüber urteilen, ob die Frau, die zwangsweise zur Beratung kommt, einen guten Charakter hat, und soll die Frau, wenn das Urteil schlecht ausfällt, zur Strafe ein Kind kriegen? Für wen ist das dann eine Strafe?

„Was werden meine Eltern sagen?“

Wenn eine Frau sich fragt, ob sie Mutter werden will, ruft sie oft die eigene Mutter auf den Plan. Selbst wenn sie längst dem Elternhaus entwachsen ist, ihr eigenes Leben führt, ist die Schwangerschaft für viele Frauen ein Anlaß, sich mit den Eltern auseinanderzusetzen, ihren moralischen Vorstellungen, ihrer Hilfsbereitschaft oder ihrer Distanz. Dieser Dialog kann nicht immer direkt geführt werden, erscheint wohl zu bedrohlich. So werden die vermuteten Reaktionen von Vater und Mutter in der Beratung ausgebreitet, verbunden mit heftigen Gefühlen der Bitterkeit, der Verlassenheit oder mit dem drückenden Bewußtsein, eine undankbare Tochter zu sein.

„Ich hab' kein gutes Verhältnis zur Mutter, da kann ich keine Hilfe erwarten!“, sagt Else, die Bauerntochter aus einem kleinen Heidedorf. „Sie hat meine große Schwester vorgezogen, die ist vor einem Jahr verunglückt. Immer redet sie nur davon, daß die nicht hätte sterben sollen, so als wär' ich gar nicht da.“ Else wurde brutal von ihrem Freund im Stich gelassen, als sie entdeckte, daß sie schwanger war, machte einen ungeschickten Versuch, die Pulsadern aufzuschneiden und wurde vom Krankenhaus verbunden und nach Hause geschickt. Haben die Eltern gar nichts von ihrer Verzweiflung gemerkt? „Als ich damals vom Krankenhaus kam, hat meine Mutter nur gesagt: ‚Du kommst aber spät. Das Essen ist kalt.‘ Sie haben eine Schweinemast angefangen, das ist ihnen wichtiger als ich. Ob die schwarze Sau bald werfen wird, davon reden sie.“

Else ist eine von vielen, die sich strikt weigern, mit den Eltern über die ungewollte Schwangerschaft zu sprechen, die deutlich machen, daß sie keine Hilfe erwarten, wohl aber Vorwürfe, Bestrafung, sogar Schläge. „Mein Vater hat mich halbtot geprügelt, weil ich mal über Nacht weggeblieben bin. Was wird er jetzt mit mir machen?“

„Meine Mutter hat gesagt, wenn Du ein Kind kriegst, fliegst du raus."

„Für meine Mutter bin ich die Schönste, die Beste. Wenn die das erfährt, daß ich schwanger bin und nicht weiß, von wem, dann bricht ihr die Welt zusammen."

In den Befürchtungen der Töchter spiegeln sich all die gemischten Gefühle wider, die die ungewollte Schwangerschaft begleiten. Da ist die Angst, etwas falsch gemacht zu haben, das die Eltern enttäuscht, vielleicht war die Sexualität verboten, vielleicht war der Partner falsch, vielleicht war die Verhütung mangelhaft. Dazu kommt die Angst, etwas Falsches zu entscheiden, das den Eltern nicht zugemutet werden kann, d.h. vielleicht ist der Schwangerschaftsabbruch zu schlimm oder die Belastung durch das Austragen der Schwangerschaft. Die 20jährige Bettina, Friseuse im ersten Lehrjahr, lebt zu Hause. „Meinen Eltern kann ich keine weiteren Lasten zumuten. Die haben vier Kinder großgezogen, die wollen auch mal frei haben."

Gerda, Journalistin, Anfang dreißig: „Ich weiß, wie sehr meine Mutter sich von ihrer einzigen Tochter ein Enkelkind wünscht. Ich kann ihr den Wunsch nicht erfüllen, aber das muß sie nicht erfahren."

Lisa, Hausfrau mit zwei kleinen Kindern: „Meine Mutter ist streng katholisch. Für sie ist das eine Todsünde, der Pfarrer wird ihr die Hölle heiß machen. Das kann ich nicht vertreten."

Claudia, Studentin, Anfang zwanzig: „Meinen Eltern möchte ich den Schock ersparen, daß ich schon die zweite Abtreibung habe. Beim ersten Mal, vor drei Jahren, waren sie eigentlich nett. Aber ich hab' versprochen, daß es nie wieder vorkommt. Ich schulde meinen Eltern viel Dank, denn ich bin ja adoptiert. Wenn sie mich nicht rausgeholt hätten, wäre ich für immer im Heim geblieben. Für sie war es schrecklich, daß sie keine eigenen Kinder kriegen konnten, daß sie lange warten mußten, bis sie endlich eins adoptieren konnten. Sicher sind sie traurig, daß ich ihnen so viel Probleme mache."

Ob die Eltern wirklich so verständnislos sind, ob sie nicht auch als Projektionswand für die eigenen Schuldgefühle herhalten müssen? In der Folge stellt sich manchmal heraus, daß die Befürchtungen übertrieben sind. Vielleicht dienen sie der Tochter dazu, ein unangenehmes Gespräch zu vermeiden oder sich die Einmischung und Besserwisserei der Mutter vom Leibe zu halten.

Es ist gewiß das gute Recht jeder Frau, ihre Entscheidungen alleine zu treffen, sich zu beweisen, daß sie erwachsen und unabhängig ist. Doch dieser Wunsch nach Autonomie gerät leicht in Konflikt mit einem anderen, genauso dringenden Wunsch: Hilfe und Verständnis zu finden.

Wenn es um die Entscheidung für oder gegen einen Schwangerschaftsabbruch geht, spielt die Einstellung der Eltern oft eine Rolle. Werden sie die Tochter finanziell und emotional unterstützen? Wird die Oma bei der Versorgung des Kindes helfen? Wenn der Erzeuger, wie es so häufig vorkommt, seine Hilfe versagt, kann die Frau sich wenigstens bei ihren Eltern anlehnen? Und wenn sie sich zum Abbruch entschließt, kann sie darauf rechnen, von der Mutter gepflegt und getröstet zu werden? „Davor habe ich am meisten Angst", sagt Erika, die 17jährige Schülerin, die in aller Heimlichkeit zum Schwangerschaftsabbruch nach Hamburg gekommen ist und ein wackeliges Lügengebäude von Klassenausflug und Geburtstagseinladung errichtet hat, um ihre Abwesenheit zu erklären. „Das denke ich mir schrecklich, wenn ich nach dem Abbruch nach Hause komme und immer lustig sein muß, wenn ich doch so traurig bin."

Die Frage, ob eine Frau sich ihren Eltern anvertrauen kann, kehrt in vielen Beratungssituationen wieder – dabei ist mit „Eltern" meist die Mutter gemeint. Oft steht wohl der Wunsch dahinter, die Mutter möge den Abbruch „verzeihen" und damit einen Teil der Schuldgefühle tilgen. Zugleich aber die Befürchtung, durch ein negatives Echo noch stärker belastet zu werden.

Wenn Frauen sich entscheiden, statt vager Befürchtungen lieber eine offene Auseinandersetzung zu riskieren, machen sie oft überraschend gute Erfahrungen.

„Ich hab's meiner Mutter erst in letzter Minute gesagt, als ich schon auf dem Weg zum Abbruch war. Sie war erschrocken und ein bißchen ärgerlich, weil ich erst so spät damit rauskam, aber als ich wieder nach Hause kam, hatte sie mir 'ne Suppe gekocht und eine Wärmflasche gemacht. Das fand ich schön." Gerda hatte sich eingebildet, daß ihre Beziehung zu einem verheirateten Mann der Mutter verborgen geblieben war, und auch die Mutter hatte das heikle Thema immer vermieden. „Jetzt haben wir uns mal ganz offen ausgesprochen. Sie kann es nicht billigen, aber verstehen. So hat der Abbruch auch was Gutes in Gang gebracht."

„Erst war es so, wie ich es befürchtet hatte", berichtet Katja, 35 Jahre alt, frisch geschieden, „meine Mutter hat geweint und gejammert, weil mir so was Schlimmes zustößt. Und dann hat sie mir aus ihrem eigenen Leben erzählt, was sie immer verschwiegen hatte. Daß sie im Krieg, als mein Vater an der Front war, eine Liebschaft mit einem Franzosen hatte und zweimal unter furchtbaren Umständen abtreiben mußte. Denn das durfte damals keiner wissen, und es stand ja auch Todesstrafe drauf. Sie hat sich immer gewünscht, daß mir solche schrecklichen Erfahrungen erspart bleiben sollen. Ich habe sie dann getröstet, daß es heute nicht mehr so gefährlich ist, und war ganz erschüttert, daß es Sachen im Leben meiner Mutter gibt, über die ich nichts weiß."

Die Mütter, die von vornherein ins Beratungszentrum kommen, um ihren Töchtern zur Seite zu stehen, sind von anderer Art. Frau D., eine ruhige, damenhafte Person, kommt mit ihrer Tochter Billie, einem kunterbunten Lockenköpfchen mit Glitzerpulli. Billie ist 19, war noch nie von zu Hause weg, ist vielleicht ein wenig schlicht. „Eben hat sie mir gestanden, daß ihre Regel schon paarmal weggeblieben ist. Wir sind gleich zum Arzt, und der sagt, sie ist im 5. Monat. Da kann er nix machen. Sie sind die einzigen, die uns helfen können!" Es braucht einige Zeit, bis beide verstehen, daß weder wir noch irgendjemand anders ihnen noch zu einem legalen Abbruch verhelfen können.

Beide brechen in Tränen aus. Billie beteuert, daß sie wirklich nichts früher gemerkt hat, daß sie auch gar nicht weiß, wer der Erzeuger ist und wie das alles gekommen sein kann. „Mein Vater schmeißt mich raus, der verzeiht mir das nie", schluchzt sie. Wir erklären die Möglichkeiten eines Mutterheims oder der Adoption, aber davon will die Mutter nichts wissen: „Wenn mein Mann unsere Tochter rausschmeißt, gehe ich auch. Ich lasse sie nicht im Stich!" Billie guckt ganz verblüfft auf ihre Mutter, die sie so wohl noch nicht erlebt hat. Gemeinsam ziehen sie erstmal nach Hause, um sich dem erwarteten Gewitter zu stellen. Drei Tage später sind sie kaum wiederzuerkennen, kommen mit Blumenstrauß und strahlen übers ganze Gesicht. „Sie haben uns Mut gemacht, dem Vater alles zu sagen. Der hat gar nichts dagegen." Billie zeigt stolz ihren Bauch im Schwangerenkittel, erkundigt sich nach Geburtsvorbereitung, Krippenplatz und Babyausstattung. Als wäre nie etwas anderes möglich gewesen.

Frau B. kommt als Nachbarin, sie hat den Imbißstand gleich nebenan und hat allen Beraterinnen schon mal eine Currywurst verkauft. Sie hat gleich gemerkt, daß mit ihrer Tochter Nadine was nicht in Ordnung ist. „Früher hat's ja sowas nicht gegeben, da waren wir strenger erzogen. Aber meine Nadine, die muß nun schon mit 14 schwanger werden." Nadine sieht ganz verdruckst aus, guckt unter sich und sagt ganz leise: „Ich will kein Kind, ich will zur Schule". Mehr ist nicht von ihr zu erfahren, dafür umsomehr von der Mutter. „Der Kerl hat nix getaugt. Der hatte keine Arbeit und hing im Spielsalon rum. Das war ja nichts für unsere Nadine. Ich habe ihn rausgeschmissen, da wußte ich noch gar nicht, daß sie schwanger ist. Aber wenn ich's gewußt hätte, hätte ich's auch nicht anders gemacht." Sie macht ihrer Tochter keine Vorwürfe, hat wohl eher Angst, daß wir sie schief ansehen könnten. „Wir waren ja auch mal jung", sagt sie entschuldigend, „aber daß sie schon so früh anfangen muß ..." Über den Schwangerschaftsabbruch braucht sie keine Aufklärung, sie hat wohl eigene Erfahrung. Und was sagt Nadine dazu? Sie hat allmählich den dumpfen ängstlichen Blick verloren, sieht vertrauensvoll von der Mutter zur Beraterin und sagt: „Danke, daß Sie mir helfen." Vor dem Eingriff hat sie keine Angst, höchstens vor der Spritze. Hinterher soll sie zur Beratung über Empfängnisverhütung kommen. „Das tut nicht nötig, jetzt hat sie erstmal die Schnauze voll von den Mannsleuten", protestiert Frau B. Nachdem alles gut abgegangen ist und ohne Vorhaltungen, fühlt sie sich richtig wohl und will gar nicht wieder fort, will noch ein wenig über die Männer klagen und über die Schwierigkeiten mit den Töchtern.

Aber das Wartezimmer ist voll.

Marija, eine 15jährige Jugoslawin, ist in Hamburg zu Besuch, oder vielleicht illegal, und kann kaum ein Wort deutsch. Darum ist ihre Tante mitgekommen, eine patente schnurrbärtige Frau, die alles in die Hand nimmt. „Ich vertrete Mutterstelle", sagt sie und erklärt, daß Marija schwanger geworden ist, „irgendwie", und daß ihr nun geholfen werden muß. Marija hat keine Arbeit, keine Aufenthalts- oder Arbeitserlaubnis, keinerlei soziale Sicherung. Sie kann auch nicht nach Hause geschickt werden, da kommt sie unter die Räder. Marija macht die Geste des Halsabschneidens „Wenn Baby kommt, ich sterbe", aber die Tante scheint eher den Strich als den Tod zu fürchten und fühlt sich jedenfalls verpflichtet, dafür zu sorgen, daß ihrer Nichte nichts zustößt. „Ein Schwangerschaftsabbruch, das ist in Jugoslawien ganz normal, das hat jede mal." Marija ist unruhig, etwas bedrückt sie. Vielleicht wünscht sie sich doch, das Kind austragen zu können? Sie schüttelt entsetzt den Kopf. Vielleicht hat sie Angst vor dem Eingriff? Dann kann ihre Tante dabei sein, damit sie sich geborgen fühlt. „Ich schäme mich, wenn jemand mich ohne Hose sieht." Sie war noch nie beim Frauenarzt. Das fürchtet sie mehr als den ganzen Abbruch. Die Tante macht ihr klar, daß sie uns dankbar sein soll, aber da hört Marija endgültig auf, deutsch zu verstehen. Es folgt eine lange jugoslawische Rede, die wenig mit unseren freundlichen Worten zu tun haben kann, eher scheint sie aus Drohungen und Ermahnungen zu bestehen.

Die Väter, die in den Erzählungen der Mütter und Töchter eine eher bedrohliche Rolle spielen, über deren Reaktionen in den Beratungen viel gemutmaßt wird, bleiben im Dunkeln. Ob sie wirklich nur durch Drohen und Schweigen ihre Familien regieren, ob sie wirklich nichts vom Liebesleben, von den Verhütungssorgen und den Schwangerschaftsabbrüchen ihrer Töchter wissen und wissen wollen – wir können es nicht nachprüfen, denn sie treten leibhaftig nie in die Beratungsstelle.

Oder doch so gut wie nie. Der einzige Vater, den ich je getroffen habe, stand eines Tages groß und breit in der Tür. Mit Schirmmütze und Wetterjacke, ein Hafenarbeiter wie aus dem Bilderbuch. Ein linkisches Mädchen blieb zwei Schritte hinter ihm. Das ist seine Tochter, sie hat schon ein Kind, ist erst siebzehn. Die Fürsorgerin hat ihr einen Termin zum Abbruch besorgt, die Indikation bringt sie mit. Es ist alles geregelt. „Heut' morgen sagt sie mir, daß sie das gar nicht will, daß sie es jetzt erst richtig überlegt hat. Sie traut sich nicht, das rückgängig zu machen. Da bin ich zur Unterstützung mitgekommen." Er blickt finster, als ob Widerstand zu erwarten sei, und da er nur freundliche Zustimmung findet, zieht er seine Tochter ein wenig näher: „Siehst Du, sagt er, es klappt. Das Kind kriegen wir. Das ziehen wir auch noch durch."

Vielleicht gibt es viele solche Väter, und wir lernen sie nur nie kennen.

„Wird mein Partner zu mir halten?"

Immer gibt es einen Erzeuger; oft spielt er bei der Entscheidung die ausschlaggebende Rolle, manchmal bleibt er auch Statist. Doch als leibhaftige Person tritt er nur relativ selten ins Beratungszentrum. Aus den Erzählungen der Frauen werden die Männer oft nur schattenhaft deutlich – umso deutlicher werden die Gefühle, die sie auslösen. Da ist vor allem Enttäuschung: „Damit hat er nix zu tun, hat mein Freund gesagt, als ich ihm erzählte, daß ich schwanger bin, hätte eben besser aufpassen müssen." Das erzählt die 18jährige Schülerin. „Damit hat er nix zu tun, er weiß ja gar nicht, ob es von ihm ist. Er wird es jedenfalls anfechten, wenn ich ihn als Vater angebe, und Unterhalt zahlt er auch nicht." Das erzählt die 35jährige Sekretärin, die seit fünf Jahren mit ihrem Freund zusammenlebt. „Ich hab's ihm erzählt, da hat er gar nichts gesagt. Am nächsten Tag wollte ich ihn besuchen, da war sein Zimmer leer, alle Sachen waren weg. Auf dem Tisch lagen nur meine Platten, die ich ihm geliehen hatte. Die Wirtin sagt, er mußte plötzlich weg, seine neue Adresse kennt sie nicht." Die 20jährige Else wurde nach einem Selbstmordversuch ins Krankenhaus eingeliefert und von dort in die Hamburger Beratungsstelle geschickt.

„Als ich den Test machte, war mein Freund auf 'ner Schulung. Nach einer Woche kam er wieder und sagte, er hat sich's überlegt, wir passen nicht zusammen. Ich kam gar nicht dazu, es ihm zu sagen, da war er schon weg." Die arbeitslose Bürogehilfin hat noch mehrere Versuche zu einem Gespräch unternommen, aber es kam nie zustande.

Das Gefühl, sie seien selber schuld, sie könnten gar keine Hilfe erwarten, läßt manche Frauen hilflos in der Enttäuschung erstarren. Andere setzen sich zur Wehr.

Eine zarte dreißigjährige Blonde, die als Erzieherin arbeitet, nebenher studiert und ein zweijähriges Kind hat, sitzt vor der

Beraterin, in Tränen: „Ich bin voll Wut und Trauer, daß eine Frau allein es so schwer hat. Fünf Jahre habe ich mit meinem Freund zusammengelebt, ein Psychologe, ganz sensibel und immer überlastet. Ich habe Examen und Beruf, Kinderkriegen und Hausarbeit bewältigt, er hatte meistens Kopfschmerzen. Damals, als das Kind kam, hat er mir viel versprochen, wie er mir helfen wird, wie wir die Arbeit teilen wollen. Nichts davon hat er gehalten. Ich bin trotzdem froh, daß ich das Kind habe, ich könnte sicher auch ein zweites liebhaben. Aber es würde mir den Rücken brechen. Ich bin jetzt schon oft so müde, daß ich mich hinlegen und nie wieder aufstehen möchte. Vor drei Monaten haben wir uns getrennt, ich hatte endgültig genug. Hab' die Pille abgesetzt, hatte keine Lust mehr auf Liebe. Nun bin ich schwanger, vom Abschiednehmen. Das macht mich nur wütend, daß ich noch eine Sorge, noch einen Konflikt habe, und wieder allein." Sie weint während der Beratung und auch, als sie zur Ärztin geht, aber sie hat keine Zweifel, daß sie den Abbruch machen will und daß es ihr danach besser gehen wird. Ihre Entscheidung ist ganz klar: Mit diesem Partner will sie kein weiteres Kind.

Andere Frauen in ähnlicher Lage entscheiden sich für das Kind, und auch diese Entscheidung kann von großer Traurigkeit sein: Berti, 27 Jahre alt, möchte wegen Adoption beraten werden: „Ich hab' mich von meinem Freund getrennt. Es war eine schreckliche Beziehung, die mich ausgesaugt hat. Früher war ich ein froher Mensch, jetzt bin ich innerhalb von zwei Jahren ganz leblos geworden. Ich war entsetzt, als ich von der Schwangerschaft erfuhr, wie ein Fremdkörper, der in mir wächst und mein Leben zerstört. Aber Abbruch ist Mord, das ist für mich als Christin ganz klar. Ich muß das Kind austragen. Jetzt geh' ich zur Schule, mache bald Examen. Das schaffe ich noch in der Schwangerschaft. Und später kann ich als Hauswirtschaftsleiterin ins Ausland gehen. Dann muß ich mich zur Adoption entschließen." Sie will wissen, ob sie sich christliche Eltern aussuchen kann, ob es ihr Kind später guthaben wird. Und auch: „Wie werden andere Frauen damit fertig?" Die Beraterin weiß, wie schwer es ist, ein Kind wegzugeben, sucht nach Möglichkeiten, wie Bertie es behalten kann. „Nein, das kommt nicht in Frage. Ich würde immer davor zittern, daß sein Vater es in den Griff kriegt und zerstört."

Viele Männer, die wir nie kennengelernt haben, ziehen als bedrohliche Schatten durch die Gespräche. Männer, die ihre Frauen schlagen, weil sie schwanger sind, die ihre Kinder schlagen, weil ein Neues kommen soll, die ihre Frauen bedrohen, ihnen Geld und Hilfe verweigern oder „nur" das Ende der Beziehung ankündigen.

Und die Frauen sind oft nicht in der Lage, ihre eigenen Wünsche deutlich zu erkennen – aus Angst, aus Liebe, aus Hilflosigkeit? Frau K., eine stattliche Dreißigerin, beschreibt ein ganzes Familiendrama: Sie ist verheiratet, hat zwei Kinder und ein Verhältnis mit einem 50jährigen Kollegen, der ebenfalls Familienvater ist. Von dem ist sie auch schwanger. Darüber war sie zunächst froh, denn nun gab es endlich einen Grund, daß sie sich beide scheiden lassen und zusammenziehen, wie schon lange geplant. Aber dann hat die andere Frau von der Schwangerschaft erfahren, einen Selbstmordversuch gemacht, und nun ist alles ganz anders. „Ihr" Mann und „seine" Frau haben sich verbündet, die ganze Familie ist in Aufruhr geraten, der Großvater droht mit Herzinfarkt, die Kinder sind verstört, und alle haben den Beschluß gefaßt, daß ein Schwangerschaftsabbruch nötig ist, damit alles wieder in die Reihe kommt. „Es kommt gar nicht darauf an, ob ich das Kind will. Ich kann allein gegen den Familienrat nichts ausrichten."

Sie ist traurig und wütend und ein wenig hilflos, weil ihre Pläne für ein anderes Leben so plötzlich zerfallen sind. Will sie nicht trotzdem für das Kind kämpfen: „Nein, was soll so'n armes Wurm als Kuckucksei in unserer Familie? Das hätte ja keinen frohen Tag."

Manchmal scheint es, als sei eine Frau ganz zufrieden, wenn sie selbst keine Verantwortung für ihre Entscheidung übernehmen muß, als sei sie für ein wenig Bevormundung oder äußeren

Zwang eher dankbar. Von der vielzitierten Selbstbestimmung, von der freien Entscheidung für oder gegen ein Kind – wie es die Frauenbewegung in der Abtreibungsfrage fordert – ist da wenig zu sehen.

Frau G., eine adrette Frau mit Spitzenkrägelchen an der Bluse und artig gekreuzten Füßen, will wissen, was sie tun soll. Sie ist in der 11. Woche schwanger, die legale Frist läuft aus, aber sie kann sich nicht entscheiden. Ihr Freund ist Ausländer, verheiratet, er kommt einmal in der Woche zu ihr und will nicht, daß jemand davon erfährt. Denn wenn es rauskommt, daß er seine Frau betrügt, dann werden deren Brüder ihn überfallen. Das sind ganz gefährliche Menschen, in deren Heimat gibt es die Blutrache. Darum will er auch keinesfalls, daß sie das Kind austrägt, dann muß er sie verlassen, ehe die Brüder davon erfahren. „Ich liebe meinen Freund, ich möchte ihn nicht verlieren. Ich habe Angst vor dem Schwangerschaftsabbruch, vor dem Eingriff, vor den Schmerzen. Ich weiß nicht, wie ich mich entscheiden soll."

Von der Möglichkeit, das Kind alleine zu kriegen, von Sozialhilfe und Erziehungsgeld will sie nichts wissen. Sie möchte den Freund behalten, das Kind soll dazu dienen, ihn fester an sie zu binden, womöglich seiner Ehefrau und deren Brüdern zu widerstehen. Wir sollen ihr dazu verhelfen. Und wenn wir das nicht können, dann will sie einen Schwangerschaftsabbruch, schnell und schmerzlos, den sie rasch vergessen kann.

Ein langes, unbefriedigendes und widersprüchliches Gespräch, an dessen Ende Frau G. ihre Beratungsbescheinigung und eine Adressenliste erhält, wo der Schwangerschaftsabbruch mit Narkose gemacht wird. Ich grübele hinterher mit der Beraterin, was wir falsch gemacht haben, ob wir unsere Bedenken hätten deutlicher machen sollen. Wie wird Frau B. mit ihrer hastigen Entscheidung zum Abbruch, mit dieser zweifelhaften Liebesbeziehung fertig werden? Sie hat uns ihr schlechtes Gewissen dagelassen, sitzt indessen selbst ganz vergnügt im Warteraum und kichert mit anderen Besucherinnen. Vielleicht hat sie uns nur was vorgemacht, weil sie glaubt, wir erwarten das?

Oft ist es wichtig für die Frau, die vom Erzeuger keine Hilfe kriegt, daß sie sich von der Beraterin verstanden fühlt, daß ihr Entschluß von anderen gebilligt wird. Erst dann kann sie sich selbst entscheiden, manchmal auch in entgegengesetzter Richtung.

Gisela, medizinisch-technische Assistentin, eine kompetente ruhige Frau Anfang 30, breitet all ihre Zweifel aus, warum sie nicht ja zu einer Schwangerschaft sagen kann, die sie eigentlich gewünscht hat. „Erst hab' ich mich gefreut, daß ich schwanger werden kann. Ich dachte schon manchmal, ich bin unfruchtbar, weil noch nie was passiert ist, obwohl ich gar nicht so hundertprozentig verhüte. Ich fand es schön, daß ich normal bin. Dann hab' ich mir überlegt, wieviel Röntgenbelastung ich im Laufe der Jahre mitgekriegt habe und daß das Kind vielleicht nicht gesund sein wird. Das möchte ich nicht verantworten. Doch wenn ich einen Abbruch mache, werde ich wahrscheinlich später mal ein schlechtes Gewissen kriegen. Mein Freund hat versprochen, daß er mich unterstützen will, daß wir das Kind zusammen aufziehen. Aber kann ich mich drauf verlassen? Er hat schon zwei Kinder aus einer früheren Ehe, und um die kümmert er sich überhaupt nicht. Ich dreh' mich im Kreis zwischen all meinen Ängsten und kann einfach keinen klaren Gedanken fassen."

Schließlich nimmt sie den Beratungsschein und einen Termin mit nach Hause, ganz erleichtert, daß wir ihre Gefühle ernst nehmen. Am nächsten Tag ruft sie an und läßt den Termin wieder streichen. „Vielen Dank für's geduldige Zuhören. Ich brauchte nur die Gewißheit, daß ich den Abbruch kriegen kann, um mich dagegen zu entscheiden."

Nina, eine kleine dünne Schülerin, die noch viel jünger aussieht als ihre 17 Jahre, kommt in der 6. Schwangerschaftswoche. Ihr Freund, der selbst noch zur Schule geht und mit dem sie schon ein Jahr zusammenwohnt, ist wütend abgehauen, als er erfuhr, daß er Vater werden soll. Aber sie will sich nicht kleinkriegen lassen. Wenn der Freund sie verläßt, will sie wenigstens das Kind behalten, zum Liebhaben. Sie läßt sich die sozialen

Hilfen erklären, schreibt alles auf: wielange es Erziehungsgeld gibt, wie man Sozialhilfe beantragt, wieviel Geld von der Stiftung Mutter und Kind gespendet wird. Von ihren Eltern ist wenig zu erwarten: Der Vater ist arbeitslos, die Mutter schwer zuckerkrank, aber Nina traut sich zu, es allein zu schaffen. „Was andere können, kann ich auch. Es gibt doch viele, die ihr Kind allein großkriegen." Sie verläßt uns ganz zufrieden, und ich blicke ihr nach, halb bange, halb bewundernd, wie so eine kleine Person eine so schwierige Aufgabe auf sich nimmt.

Ein paar Tage später ist sie wieder da: „Ich habe nachgedacht. Ich packe es nicht allein. Mein Freund ist wiedergekommen. Wir wollen es noch einmal miteinander versuchen zusammenzuleben, aber ohne Kind. Ich bin ja so glücklich, daß er wieder da ist, aber nun muß ich den Abbruch machen." Tut sie es seinetwegen? Hat er sie unter Druck gesetzt? „Nein, ich weiß jetzt, daß es für mich besser ist. Ich hab' mir zuviel vorgenommen. Und ich glaube auch, daß ein Kind ohne Vater unglücklich wird."

Frauen, die ungewollt schwanger sind, machen sich Vorwürfe, daß es dazu gekommen ist, daß sie nicht besser verhütet haben, daß sie ihren Partner unter Druck setzen, daß sie ihre Eltern enttäuschen. Sie fürchten die Vorwürfe ihrer Familie und die unbestimmte Mißbilligung der gesamten Umwelt, sie fürchten die späteren Vorwürfe ihrer ungewollten Kinder und schließlich fürchten sie sogar die zukünftigen Selbstvorwürfe, von denen es heißt, daß sie irgendwann auftreten. Sie wagen es kaum, ihre Vorwürfe gegen andere zu richten, obwohl es manchmal sehr nahe läge und sicher im Gefühlswirrwarr erleichternd wäre.

Häufig zeichnet sich die Verteilung von Schuld und Verantwortung schon ab, wenn ein Paar gemeinsam in die Beratung kommt. Die Männer, die sonst so gerne vorneweg sind, bleiben schon in der Anmeldung halb in der Tür stehen, überlassen den Frauen alle Formalitäten und blicken beiseite, als seien sie gar nicht richtig anwesend.

Die heftigen Gefühle, die fast jede ungewollte Schwangerschaft auslöst, werden von den Frauen erlitten, von den Männern verdrängt. Und oft scheint es, als verbrauchten die Männer ihre ganze Kraft auf das Runterdrücken der Emotionen und hätten nichts mehr übrig, um es der Partnerin als Rat, Unterstützung, Hilfe anzubieten.

Das Ehepaar B. stammt aus einer kleinen Stadt in der Elbmarsch. Er schaut stumm und düster zu Boden, sie weint und wirft ihm flehende Blicke zu, aber er nimmt sie nicht wahr. Schluchzend teilt sie mit, daß sie vor vier Wochen vom Arzt erfuhr, daß sie schwanger ist und seitdem hin und her überlegt und keine Lösung findet. Sie ist jung verheiratet, der Mann hat viele Schulden in die Ehe gebracht und außerdem einen Sohn, fünf Jahre alt, der viel Zuwendung braucht, die Trennung von seiner Mutter noch nicht verwunden hat. „Ich habe meine Arbeit auf halbtags reduziert, damit er ein Zuhause hat. Dabei ist mein Verdienst dringend nötig. Wir sind schon jetzt schwer belastet wegen der Schulden. Ich bring' einfach kein gutes Gefühl auf für das Kind, das in all unsere Probleme hereingeschneit kommt. Später, wenn alles geordnet ist, will ich gern ein eigenes Kind." Nach einer Pause tut der Mann den Mund auf: „Ich seh das anders!" Ja, wie denn? Er schweigt. „Was meint denn Ihr Mann?"

„Er sagt es mir nicht." Nachdem wir zu dritt auf ihn einreden, daß er sich nun mal äußern muß, ringt er sich einen knappen Satz ab: „Ich werde jedenfalls zu Dir halten, wie Du Dich auch entscheidest." Das klingt eher vorwurfsvoll, als müsse er getröstet werden, daß er seiner Frau soviel eingebrockt hat. Sie lenkt ein: „Ich hab mir's überlegt, es ist für alle am besten, wenn ich den Abbruch mache. Ich hab' nur solche Angst, daß es mir später vorgeworfen wird. In der Zeitung steht soviel Schlechtes über die Frauen, die sowas machen. Vielleicht kann man es mir ansehen, daß ich dazu gehöre. Und keiner wird mich verstehen."

Stumm sitzt der Mann dabei, als die näheren Umstände des Eingriffs erklärt werden, hört sich mit an, wie wichtig es ist, daß die Frau mindestens drei Tage hinterher ruhig zu Hause bleibt. Kann er sich wenigstens einen Tag freinehmen, um sie zu entlasten? „Nein, das geht leider nicht", sagt er tiefbetrübt. „Mach' doch wenigstens ein anderes Gesicht", hätte ich ihm gerne gesagt. Aber das gehört nicht in eine Beratung.

Wir erfahren nicht, wie die Paare in glücklichen Stunden, im entspannten Alltag miteinander umgehen. Wir erleben sie in einer Streßsituation, unter dem Druck, eine folgenschwere Entscheidung zu treffen. Dieser Einblick in die Binnenstruktur einer Paarbeziehung ist oft schon erschreckend für die Betrachterin, doch noch viel mehr für die Betroffenen, die plötzlich erkennen, wie wenig sie voneinander wissen, wieviel sie einander vorgemacht haben.

So erweist sich die ungewollte Schwangerschaft häufig als „Sollbruchstelle" einer Liebe, und zwar unabhängig vom Endergebnis. Ob die Frau sich zum Abbruch entscheidet und sich dabei alleingelassen und unverstanden fühlt, oder ob sie das Kind austrägt und dabei keine Unterstützung findet – zu der unmittelbaren Sorge, die richtige Entscheidung zu treffen, tritt die Enttäuschung, den falschen Partner gewählt zu haben.

Wie lockenköpfige Zwillinge kommen Jens und Inge im Partnerlook, Hand in Hand, mit Friedensbroschen. Sie sind beide 25, leben seit drei Jahren zusammen, waren sich immer einig. Sie ist Erzieherin, er wird auf Programmierer umgeschult. „Ich hab' gedacht, jetzt können wir ein Kind kriegen. Hab' ihm erzählt, daß ich die Pille absetze. Er hat nichts dazu gesagt, aber es war doch klar, was man sich dabei denken soll. Jetzt bin ich schwanger, und plötzlich ist es ihm zuviel Verantwortung. Er fühlt sich nicht reif. Soll ich etwa seinetwegen abtreiben? Das kommt gar nicht in Frage!" Sie hat sich alles überlegt, wie sie mit dem Geld zurechtkommen, wie sie das Kind später auf ihre Arbeitsstelle mitnehmen kann. Und was sagt er dazu? „Das weiß ich jetzt noch nicht." Wir fragen nach: Wird er das Kind hüten? Oder wird er sie verlassen? Oder was? „Ich hab' mich nie gern festgelegt, das finde ich gerade gut an mir." Jens setzt sein nettestes Lächeln auf und versteht nicht, warum drei Frauen ihn sprachlos und wütend ansehen.

Natürlich gibt es auch andere Paare, die dem Wunschbild einer guten Partnerschaft näherkommen, die eine gemeinsam verursachte Schwangerschaft auch als Anlaß zum gemeinsamen Nachdenken, zur gemeinsamen Entscheidung erleben. Es gibt Männer, die sich an den Verhütungspannen mitschuldig fühlen und die es bekümmert, daß ihre Partnerin die Last der Entscheidung und die Sorge um den Abbruch tragen muß.

Von ihren Gefühlen kann ich wenig berichten, da sie kaum darüber sprechen, sich höchstens durch rücksichtsvolles Interesse am Wohlergehen der Frau verraten.

Ganz selten kommt auch mal ein werdender Vater allein in die Beratung. Herr F., ein korrekter Vierziger in Schlips und Sakko, sucht Hilfe, weil er ungewollt Vater wird. Seine Freundin, 20 Jahre jünger, ist „ohne sein Wissen" schwanger geworden und fest entschlossen, das Kind auszutragen. Sie ist katholisch, Kindergärtnerin, ein Abbruch kommt für sie gar nicht in Frage. Aber trotzdem wurmt es ihn, daß er sie nicht genug gedrängt hat. Er hat gezögert, weil er schon mal, vor 15 Jahren, seine Frau zu einer Abtreibung bewogen hat, und das hat ihm hinterher leid getan. Die damalige Partnerin war allerdings ganz entschlossen, kein Kind zu kriegen, aber ihm hat es doch auf die Dauer gefehlt, und sie haben sich darüber auch getrennt. Zehn Jahre lang war er allein, jetzt hat er eine neue Freundin. „Sie liebt mich, sie ist sauber, sie war Jungfrau, als ich sie kennenlernte: Was kann man sich mehr wünschen. Aber nun kommt dieses Kind dazwischen. Ich hab' gar nicht mehr den Wunsch, Vater zu werden, und ob ich sie richtig liebe, weiß ich auch nicht. Wir wohnen in einer Zweizimmerwohnung, das ist sowieso zu eng. Und obendrein will sie nun drei Jahre aussetzen und beim Kind bleiben. Das geht doch gar nicht." Nun hofft er auf unsere Hilfe. Wir sollen seiner Freundin das Kind ausreden. Und wenn wir das nicht wollen und nicht können? Dann sollen wir ihm wenigstens zuhören.

Eine Stunde lang erzählt er, wie tüchtig er immer war, wieviel gute Stellen er früher angeboten kriegte und ablehnen konnte, wieviel er verdient, wieviele Angestellte er als Inspektor unter sich hatte. Jetzt ist er arbeitslos, das sagt er ganz nebenbei, hat schon 50 Bewerbungen losgeschickt und meist nicht mal eine Antwort gekriegt. Er kann sich das gar nicht erklären. Früher konnte er sich immer gut durchsetzen, aber das gelingt ihm neuerdings nicht mehr. Nun soll er ohne seine Einwilligung Vater werden. Hätte er doch mehr auf die Pille gedrungen oder energischer zum Abbruch gedrängt. Am liebsten würde er alles rückgängig machen. Geduldig hören wir ihn an, weil es so selten ist, daß ein Mann sich ausspricht. Was sagt denn seine Freundin dazu? Er hat ihr noch gar nichts gesagt, sie weiß nichts über seine Gedanken. Vielleicht soll er sich mal mit ihr aussprechen, sich um eine größere Wohnung kümmern, sich über die Mutter-Kind-Stiftung und andere Hilfsmöglichkeiten informieren. Vielleicht kann er sich an die Vaterrolle gewöhnen? Er verläßt uns zufrieden. Immerhin haben sich zwei erwachsene Frauen eine Stunde lang mit ihm beschäftigt.

Die Unlust, Vater zu werden, zeigt sich in vielen Formen: in der krassen Abwehr, in mürrischem Schweigen bis zur plötzlichen Erkrankung. Die Frauen beschreiben ein breites Spektrum männlicher Reaktionen, die alle die Botschaft enthalten, daß mit der Hilfe des Partners nicht zu rechnen ist. Dabei müssen die Männer nicht unbedingt, wie es verbreiteten Vorstellungen entspricht, zu gewalttätigen Drohungen greifen, um die Abtreibung zu erzwingen; sie setzen sich meist mit gutem Zureden, mit sanftem Druck durch. Das sind die Herren, die ihre Partnerin auf Schritt und Tritt begleiten und dabei aufpassen, daß sie nicht „abspringt“.

Da bemüht sich zum Beispiel eine energische Männerstimme telefonisch um einen Termin, schlägt vor, daß er der Frau „alle Formalitäten abnehmen“ will, und ist recht befremdet, daß sie doch persönlich zur Beratung kommen muß. Zur Sprechstunde erscheint dann Thorsten, ein smarter Mitzwanziger, und in seinem Schlepptau Nicole, die sich ganz klein macht. Er führt das

Wort, hat bereits einen Termin zum Abbruch organisiert, jetzt will er nur die Beratungsbescheinigung für seine Freundin. Die ist erst 17, geht noch zur Schule, hat keine Wohnung, das genügt doch wohl? Mit grauem Gesicht sitzt Nicole dabei, kaut an den Fingern, blickt zu Boden. Wir informieren sie über die sozialen Hilfen, die ihr zur Verfügung stehen, falls sie das Kind kriegen möchte. „Nicht nötig, wir wissen Bescheid, leben jetzt schon von Sozialhilfe." Wir erklären ihr die Bedingungen des Schwangerschaftsabbruchs. „Nicht nötig, wir hatten vor'm Jahr schon mal 'ne Abtreibung." Thorsten hat die Antworten parat. Nicole schweigt. Auch als wir ihn bitten, im Wartezimmer Platz zu nehmen. Auf die Frage, ob es ihre eigene Entscheidung ist, auf das Angebot, nochmal nachzudenken und in ein paar Tagen wiederzukommen, blickt sie nur stumm unter sich. „Ich kann sehen, daß es Dir schlecht geht", sagt die Beraterin, „und möchte Dir gerne helfen." „Mir können Sie gar nicht helfen", kommt tränenvoll und wütend zugleich, „Sie können mir ja nicht die Abtreibung abnehmen. Ich hab' es erlebt, wie schrecklich es ist, und hab' mir geschworen, nie wieder. Er hat mir versprochen, wenn es wieder passiert, darf ich das Kind behalten und wir bleiben zusammen. Aber jetzt ist es doch anders gekommen." Mehr will sie nicht sagen. „Warum darüber reden. Wenn ich das Kind will, ist unsere Beziehung zu Ende, also muß ich die Zähne zusammenbeißen und durch. Natürlich habe ich Angst vor der Abtreibung, vor der Sünde und den Gewissensbissen, aber noch mehr Angst habe ich, daß er mich alleine läßt. Er beschützt mich vor allem, kümmert sich um alles, so zeigt er seine Liebe."

Wie aufs Stichwort kommt Thorsten herein, fragt mürrisch, wie lange es noch dauern soll, er muß um fünf zur Fahrstunde. Nicole verlangt die Beratungsbescheinigung. Es gibt keinen Grund, sie zu verweigern.

Schwangerschaftsabbruch hat nicht notwendigerweise etwas mit Emanzipation zu tun. Abtreibung ist nicht unbedingt ein Akt der Befreiung, sie kann ein Akt der Selbstverteidigung, der

Rücksichtnahme, der Vernunft oder auch der Verzweiflung sein. Wie Frauen zu handeln gelernt haben – mit Rücksicht auf die Eltern, den Partner, die Kinder, die Umgebung –, so treiben sie auch ab.

Wie sie zu lieben gelernt haben – überwältigt vom Gefühl, vertrauensvoll, hingebend, auf den Partner gerichtet –, so werden sie auch schwanger. Es ist kein Akt von Selbstbefreiung, ungewollt schwanger zu werden.

Erst im Umgang mit dem Konflikt, im Entscheidungsprozeß kann ein befreiender Schritt gemacht werden. Wie sie mit sich selbst umgeht, ihre Gefühle ernst nimmt und ihre Handlungsfähigkeit erkennt, das kann ein Akt der Selbstbestimmung sein. Und ist doch oft nur ein Akt der Unterwerfung.

Von konservativen Familienvätern, aber auch von grünen oder „neuen" Männern wird gern gefordert, bei einer ungewollten Schwangerschaft müsse auch der Erzeuger um seine Meinung gefragt werden, und sie erwecken damit den Eindruck, als fühlten sie sich um eine Chance betrogen, Verantwortung und Kinderliebe an den Tag zu legen. Tatsächlich sind von den Männern, die sich einem Schwangerschaftsabbruch entgegenstellen, nur sehr wenige bereit, irgendwelche Arbeit, Last, Zuständigkeit zu übernehmen. Sollen die Erzeuger ernst genommen werden, wenn sie „für's Leben" sind, oder auch, wenn sie – wie die meisten – eher zum Abbruch neigen?

Dürfen Männer „Druck auf ihre Frauen ausüben", wenn es ein staatserhaltender Druck ist, aber nicht, wenn er den Regierungszielen widerstrebt? Sollen die Männer zwangsweise zur Beratung eingeladen werden?

Seit die Bundesregierung sich vorgenommen hat, mit Hilfe eines Beratungsgesetzes die gesellschaftlichen Bedingungen für unwillige Mütter zu „verbessern", müssen die Beratungsstellen sich erneut über ihre Aufgaben, ihre Möglichkeiten, ihre Grenzen klar werden. Dabei müssen nicht nur die konservativen, sondern auch die fortschrittlichen Erwartungen an die Macht und Kraft der Beraterinnen notwendig enttäuscht werden. Die Zwangsberatung nach Paragraph 218 – durch mancherlei Vorschriften eingeengt, neuerdings von der Frauenministerin zusätzlich kontrolliert –, die Frauen oft in überfüllten Sprechstunden, nach langen Fahr- und Wartezeiten über sich ergehen lassen, hat meist keine andauernde Wirkung. Sie ändert weder die gesellschaftlichen Verhältnisse noch die individuelle Lebensführung. Da stößt auch der Vorsatz, den Ratsuchenden zur Selbstbestimmung zu verhelfen, an seine Grenzen. Gerade im Verhältnis zu den Partnern wird immer wieder deutlich, daß viele Frauen gar nicht anstreben, autonom zu handeln. So wie sie gelernt haben, sich nach den Männern zu richten, ihre Wünsche zu respektieren, für ihre Zufriedenheit zuständig zu sein, so bemühen sie sich auch bei der Entscheidung für oder gegen ein gemeinsames Kind um ein harmonisches Einverständnis.

Die Sorge, der Partner werde sie verlassen, sie werden mit dem Kind, wenn sie es gegen seinen Wunsch austragen, schließlich allein dastehen, ist kein Zeichen von besonderer Hörigkeit. Tatsächlich kann jede, die klaren Blickes ihre Umgebung prüft, feststellen, daß Frauen, die alleine ihre Kinder kriegen und aufziehen, schlimm dran sind.

Die Hoffnung auf ein selbstbestimmtes Leben

Eine ungewollte Schwangerschaft, das ist eine Schwangerschaft, die nicht in den Lebensplan der Frau paßt, jedenfalls nicht zu diesem Zeitpunkt. Oft ist sie ein Anlaß, diesen Plan zu überdenken, ihn umzustellen und dort, wo eigentlich ein Studium, ein Aufstieg oder eine Rückkehr ins Berufsleben geplant war, statt dessen Platz für ein Kind zu schaffen. Ob diese Entscheidung leichtfällt oder Narben hinterläßt, die noch lange schmerzen, darüber wissen wir wenig, denn diese Frauen kommen nicht in die Beratungsstelle. Sie ordnen ihre Lebensplanung allein oder mit ihren Angehörigen. Erst wenn die Perspektive aussichtslos erscheint, wenn die Schwangerschaft auf keine Weise mit der erwünschten Zukunft zusammenpassen will, kommt ein Schwangerschaftsabbruch in Frage und damit auch die Notwendigkeit, die vorgeschriebene Beratung aufzusuchen.

Vielen Frauen fällt es schwer, die eigenen Wünsche deutlich auszusprechen. Offenbar ist es leichter, sich auf die Bedürfnisse des Partners, die Interessen der Kinder oder der Eltern zu berufen als auf die persönliche Zukunftsplanung. „Ich stehe kurz vor dem Examen, kriege nur noch wenige Monate Bafög und hab' mir auch schon eine Stelle beschafft. Wenn ich jetzt ein Kind kriege, fühle ich mich einfach überrumpelt", sagt Monika, angehende Sozialarbeiterin. „Mit meinen 28 Jahren bin ich sowieso schon sehr spät dran. Für mich ist es klar, daß der Beruf Vorrang hat, daß ich einen Schwangerschaftsabbruch vertreten kann. Aber Sie halten mich sicher für egoistisch?"

„Seit meiner Scheidung habe ich immer nur gerackert und rangeklotzt, damit ich uns durchbringe", sagt Gerda, Verkäuferin mit zwei Kindern. „Ich habe mir fest vorgenommen, daß ich niemals zum Sozialfall werden will. Soweit darf man nicht runterkommen." Ein drittes Kind würde sie nur mit Sozialhilfe schaffen. „Wenn ich jetzt den Abbruch kriege, laß ich mich hinterher sterilisieren!" Und mit stockender Stimme fügt sie hinzu, daß es schon der zweite Abbruch ist.

„Ich hab' 'ne Chance gekriegt, die es bestimmt kein zweites Mal gibt", sagt Britt, Journalistin, Mitte 30. „Meine Zeitung will mich für zwei Jahre nach China schicken. Dafür habe ich jahrelang chinesisch gepaukt. Und nun bin ich durch eine dumme Schlamperei schwanger geworden. Dafür soll ich mein Lebensziel aufgeben?"

„Mir hat keiner was geschenkt. Auf dem zweiten Bildungsweg, da ist jeder Schritt schwer erkämpft." Dörte, eine schmale, strenge Frau von 30 Jahren, zählt all die Hürden auf, die sie auf dem Weg getroffen hat: „Abendabitur, als Erzieherin im Heim gearbeitet, um mein Studium zu finanzieren. Da habe ich mich wohl übernommen, deshalb bin ich auch beim ersten Anlauf durchs Staatsexamen gefallen. In vier Wochen kann ich es wiederholen, hoffe, daß ich es diesmal schaffe, und daß ich dann auch eine Referendarstelle kriege. Wenn ich schwanger bin, kann ich mir das abschminken. Und dann ist meine letzte Chance verspielt, daß ich den richtigen Beruf erreiche, den ich mir vorgenommen habe." Sie zittert, vor Aufregung, vor Empörung, vor Angst, daß sie den Schwangerschaftsabbruch nicht kriegt. „Ich muß immer das Schlußlicht machen. Meine Brüder durften auf die höhere Schule, alle meine Alterskameraden haben längst tolle Positionen. Jetzt soll wieder was dazwischenkommen. Darauf bin ich wütend."

„Drei Jahre war ich arbeitslos", sagt Frau D., 39 Jahre, „jetzt habe ich 'ne gute Stelle als Prokuristin in einer Schraubenfabrik. Da hab' ich endlich wieder Tritt gefaßt, kann wieder Sinn im Leben sehen. Ich bin schwanger geworden von einer Ferienliebschaft. Das war vom ersten Augenblick an ganz klar für mich, daß ich kein Kind gebrauchen kann."

„Ich geh' nach Australien", erzählt Corinna, Datenfachfrau, Ende zwanzig, „Arbeitserlaubnis, Flugkarte, alles perfekt. Ich mußte nur noch einen Lehrgang machen, damit ich die Vorbedingungen für die Arbeit drüben erfülle, und auf dem Lehrgang habe ich einen Flirt angefangen. Es sollte gar nichts Ernstes sein. Daß daraus ein Kind entstehen soll, will ich einfach nicht wahrhaben. Drüben wartet mein Freund auf mich, drüben soll mein neues Leben anfangen. Ich habe all meine Sachen verkauft, will nichts mitnehmen."

Diese Beratungsgespräche sind oft kurz, die Frauen wirken kühl, auf den ersten Blick vielleicht sogar gefühllos. Werden sie nicht von den Zweifeln geplagt, von den heftigen Empfindungen beunruhigt, die bei einer ungewollten Schwangerschaft so häufig sind? Oder haben sie bessere Möglichkeiten, ihre Probleme zu besprechen, als mit einer wildfremden Frau in einer öffentlichen Beratungsstelle? Aus manchen Gesprächen geht hervor, daß die Frau schon ausführlich mit ihrem Arzt, ihrer besten Freundin oder ihrer Frauengruppe über alle Aspekte ihrer Entscheidung gesprochen hat.

„Ich bin es gewohnt, Entscheidungen zu treffen und zu verantworten", sagt Frau Dr. B., Oberärztin in einer Augenklinik, „das ist im Beruf nicht anders als privat. Man muß alle Risiken gründlich abwägen und dann den Entschluß fassen, da gibt's kein langes Hin und Her."

Es sind selbstbewußte Frauen, die das Recht auf einen eigenen Lebensentwurf mit Bestimmtheit verteidigen. Sie haben einen Weg gewählt, durch mühsame Arbeit oder durch eine glückliche Chance, von dem sie nicht abweichen wollen. Die ungewollte Schwangerschaft, das ist ein Irrtum, der korrigiert werden muß, oder eine zusätzliche Prüfung, die gut bestanden und überwunden werden muß.

Geradlinigkeit, Disziplin und ein klarer Kopf – das sind Eigenschaften, die in unserer Gesellschaft hoch geschätzt werden. Sie wurden den Frauen bisher oft abgesprochen – ein Mangel, der stets zu ihrem Nachteil war. Darum werden sie auch seit Jahrzehnten von allen Seiten ermahnt, sich diese Fähigkeiten stärker anzueignen.

Aber wenn es um die Entscheidung für oder gegen eine ungewollte Schwangerschaft geht, dann sind diese Tugenden plötzlich verdächtig, dann werden die klassischen Werte der Weiblichkeit wieder hervorgeholt. Diese widersprüchlichen Forderungen werden am deutlichsten von den Frauen erlebt, die sich gegen eine Schwangerschaft wehren, weil sie nicht in ihr Lebenskonzept paßt.

„Der Konflikt wird von außen an mich herangetragen", erklärt eine Lehrerin, „ich hab' gar keine Probleme mit der Abtreibung, weil ich meinen Lebensplan verfolgen will und da paßt jetzt kein Kind herein. Aber wenn ich das zugebe, werde ich von allen Seiten als egoistisch beschimpft."

„Ich kann es alle Tage in der Zeitung lesen, was die Leute von mir halten, wenn ich abtreibe, aber das kommt mir nur verlogen vor." Sylvie ist 22 Jahre alt, hat ihre Lehre abgebrochen, um in einer Rockband zu singen. Die ersten Erfolge sind zu ahnen. „Noch zwei, drei Jahre ranklotzen, dann sind wir ganz groß. Und dann steht in der Zeitung, wie toll sie es finden, daß ich immer an mein Ziel geglaubt habe, und keiner rechnet mir nach, daß ich eigentlich Mutter sein sollte."

„Kein Mann würde sich so 'ne Chance verderben lassen, wenn er eine Möglichkeit zum Weiterkommen sieht, darauf verzichten und als alleinstehender Vater mit Sozialhilfe ein Kind aufziehen. Da weiß er doch genau, daß er niemals den Anschluß findet." Gisela ist Werbegrafikerin mit der Hoffnung, bald Art Director zu werden. „Im Betrieb wird erwartet, daß ich so tüchtig wie ein Mann bin, warum soll ich nicht auch so ehrgeizig wie ein Mann sein?" Voller Zorn berichtet sie vom Frauenarzt, der ihr zwar die Indikation zum Abbruch ausgeschrieben hat, aber dazu bemerkte: „Wenn Sie meine Tochter wären, würde ich Sie über's Knie legen." „Eine Unverschämtheit, nur weil ich schwanger bin, kann man mich doch nicht wie ein Kind behandeln!"

Die Entschlossenheit, den eingeschlagenen Weg fortzusetzen, keine Umwege in Kauf zu nehmen, läßt den Entschluß zum Schwangerschaftsabbruch unverrückbar erscheinen. Das Angebot sozialer Hilfen, das Erziehungsgeld finden kein Interesse. Vielleicht sind das die Fälle, die Frau Ministerin Rita Süssmuth im Kopf hat, wenn sie vom „Mißbrauch der Notlagenindikation“ spricht? Allerdings wird sich kaum eine dieser Frauen durch verschärfte Vorhaltungen vom Schwangerschaftsabbruch abbringen lassen. Sie haben auch in der Regel genug Geld und Lebenstüchtigkeit, um eine Abtreibung in Holland oder Österreich zu erreichen. Doch es sind nicht nur strebsame Berufsfrauen, die die Hoffnung auf ein selbstbestimmtes Leben gegen ein ungewünschtes Kind setzen. Für manche Frauen ist erst die ungewollte Schwangerschaft ein Anlaß zur Erkenntnis, daß sie ihr Leben bisher nicht genug in die Hand genommen haben, daß sie anfangen müssen, ihre Wünsche und Hoffnungen ernst zu nehmen.

Annegret, eine geschiedene Frau von 38 Jahren, sitzt im Beratungsraum und weint und weint. Ist es der Schwangerschaftsabbruch, der sie so traurig macht? „Nein, es ist mein ganzes Leben. Mit 25 war ich geschieden, stand da mit den beiden kleinen Kindern, hab' gesorgt und geschafft. Das habe ich nur ausgehalten, weil ich immer gedacht habe: Das ist nicht das eigentliche Leben. Das eigentliche kommt noch. Aber es ist nie gekommen. Die Kinder sind groß, ich habe einen Beruf, einen Freund, aber nirgends kann ich mich anlehnen. Im ersten Moment habe ich mich gefreut, daß ich schwanger geworden bin, daß es vielleicht ein Neubeginn sein könnte. Doch es war ganz schnell klar, daß es nur wieder dasselbe sein würde, die gleiche Plackerei wie immer. Mein Freund wird zahlen, sonst nichts. Alle haben mir die Unterstützung verweigert: Meine Töchter, Freunde, Kollegen sagen, das ist meine Sache. Ich hab' schon viel geschafft, vielleicht schaffe ich auch das. Aber muß es denn sein? Ich will nicht immer nur für andere da sein, ich wünsch mir ein eigenes, ein erfülltes Leben. Und ich weine, weil ich schon so lange umsonst drauf warte.“

Bei der Aussicht, für ein Kind verantwortlich zu sein, muß Bilanz gezogen werden, rückwärts und vorwärts. Für manche ist das wohl die erste Gelegenheit, über sich und die eigene Lage nachzudenken. Dafür finden sie nur magere Worte.

„Ich fühl mich gar nicht reif genug", sagt eine Schülerin, und eine andere: „Ich bin doch selbst noch ein Kind, wie kann ich da Mutter werden."

Britt, ein 16jähriges Punkermädchen mit grünen Stachelhaaren, begleitet von ihrem kettenbewehrten Freund: „Wir sind nix und haben nix. Wir wollen doch nicht zwangsweise Eltern werden. Dazu muß man doch erwachsen sein."

Junge Mädchen, die noch gar keine Chance hatten, ihr Leben selbst zu bestimmen, wehren sich dagegen, daß sie plötzlich auf eine bestimmte Bahn festgelegt werden. Ältere Frauen, die vielleicht ahnen, daß sie sich auf einer falschen Bahn befinden, wollen doch nicht zwangsweise umgeleitet werden.

Freda, eine schmale, unauffällige Frau von Mitte dreißig, arbeitslos und ohne festen Wohnsitz, zählt ganz gelassen ihre Drogenkarriere auf: „Ich war mal auf Tabletten, das ist mir nicht bekommen. Jetzt nehme ich Koks. Ich weiß, daß ich kein Kind kriegen soll. Ich gebe mir auch Mühe, korrekt zu verhüten, aber ich lebe nun mal sehr unregelmäßig, da klappt das nicht immer. Das sind ja keine Verhältnisse, in die ein Kind geboren werden kann." Will sie denn von den Drogen runter? „Das schaff' ich nicht. Ich war als Kind im Heim, das war wie Knast. Therapie ist genauso, da sollst du dich immer klein machen. Darauf habe ich keine Lust. Mir gefällt mein Leben, so wie es ist, weil ich niemand Rechenschaft geben muß. Vielleicht wird mein Leben sich später mal ändern, wenn ich was finde, wofür es sich lohnt. Aber ein Kind kann ich trotzdem nicht kriegen. Es wird bestimmt nicht normal, nach all den Sachen, die ich geschluckt habe. Sicher wird es krank, mit einem Loch im Herzen und stirbt mit fünf. Das kann ich nicht aushalten."

Auch die Frauen, die anschaffen gehen, die in der Peepshow arbeiten oder in der Bar, beharren oft darauf, daß sie diesen Weg selbst gewählt haben und nicht die Absicht haben auszusteigen. Sie hoffen auf das schnelle Geld, wollen sich später mal mit dem Freund eine „gute Existenz aufbauen" und können mit den Hinweisen auf Mutterschutz, Erziehungsgeld und Kinderkrippen wenig anfangen. „Meine Kollegin hat aufgehört, hat sich was erzählen lassen. Jetzt sitzt sie mit ihrem Baby in der Übergangswohnung, der Typ ist arbeitslos, trinkt das bißchen Sozialhilfe weg. Die kommt jede Woche uns besuchen, ob sie nicht wieder anfangen kann in der Bar. Aber da muß sie erstmal wieder die Figur in Ordnung kriegen. Und ob ihr Kerl das Kind hütet? Ich möcht' nicht in ihrer Haut stecken. Lieber schnell den Abbruch und schnell vergessen.“

Wieviel Mut braucht eine Mutter?

Sie sind nur eine kleine Gruppe, aber sie haben eine besondere Bedeutung: die Frauen, die sich das Kind wünschen und durch äußere Umstände daran gehindert werden, es zu kriegen. Sie sind es, die in der Vorstellungswelt der Abtreibungsgegner einen so großen Raum einnehmen. Ihnen sind die Hilfen des neuen Beratungsgesetzes zugedacht. Sie sollen durch gründliche Betreuung und durch finanzielle Hilfen befähigt werden, die Schwangerschaft, die sie eigentlich abbrechen sollten, auszutragen. Mir sind allerdings in all den vielen Gesprächen nur sehr wenige begegnet, für die es ausreichend und ausschlaggebend war, was der Staat jungen Müttern anzubieten hat.

Das wissen vor allem die Frauen, die bereits alleinerziehende Mütter sind, die den Konflikt der ungewollten Schwangerschaft schon einmal zugunsten des Kindes entschieden haben und nun wieder vor dem gleichen Zwiespalt stehen: „Als ich damals schwanger wurde, ging ich noch zur Schule. Alle haben mir zum Abbruch zugeredet, das war auch ganz logisch. Aber ich hab' mich dagegen durchgesetzt, weil ich mir das Kind gewünscht hab', weil ich etwas Eigenes, etwas Liebes haben wollte." Britta ist 19 Jahre alt, hält ihr dreijähriges Mädchen liebevoll im Arm. Sie lebt von Sozialhilfe, hat ein kleines Zimmer in einer Wohngemeinschaft und hat bisher keine Arbeitsstelle und keinen Krippenplatz gefunden. Manchmal jobbt sie in der Kneipe. „Jetzt bin ich wieder schwanger, bin wieder an einen Mann geraten, der es ablehnt, Vater zu sein. Ich weiß ja, was es bedeutet, hinter dem Unterhalt herzulaufen, zum Sozialamt zu rennen, ständig betteln zu müssen, ob jemand mal das Kind betreut. Es ist nicht nur das Finanzielle, ich bin ja ans Sparen gewöhnt und mit dem Erziehungsgeld wird das erste Jahr bestimmt leichter. Aber was kommt danach, wann werde ich überhaupt jemals eine Ausbildung, einen richtigen Beruf kriegen? Wir freuen uns auf das Baby, meine Tochter und ich, aber ich hab' große Angst, daß diese Freude nicht anhalten wird."

Mit der Entscheidung, die Schwangerschaft auszutragen, ist die Zeit der gemischten Gefühle, der quälenden Ungewißheit, ob sie den richtigen Weg gewählt hat, noch nicht zu Ende. „Die Leute sagen, daß eine ledige Mutter heute genauso dasteht wie eine verheiratete Frau", fügt Britta hinzu, „aber das stimmt einfach nicht. Selbst wenn mein Freund bereit wäre, für sein Kind zu Hause zu bleiben, würde er zum Beispiel kein Erziehungsgeld kriegen."

„Ich bin gläubige Christin, für mich kommt Abtreibung gar nicht in Frage", sagt Ilse, die als Erzieherin in einem katholischen Kindergarten arbeitet. „Ich trau' mir zu, das Kind alleine großzukriegen, auch wenn's knapp wird. Der Vater wird mir keine Hilfe sein. Er ist mein Untermieter. Wir haben uns getrennt, weil er das Kind nicht will. Ich hab' auch nichts mehr mit ihm zu tun, aber kündigen mag ich ihm trotzdem nicht. Das ist so ein armer Kerl, er kriegt schwer Kontakt zu anderen Menschen. Ich kann ihn doch nicht raussetzen, wenn er gar nicht weiß, wohin. Aber er ist Sozialhilfeempfänger, und ich werde auch auf Sozialhilfe angewiesen sein, wenn ich den Erziehungsurlaub nehme. Wenn wir als eheähnliche Gemeinschaft gelten, kriegen wir DM 80,– weniger. Das ist 'ne Menge Geld. Wird das Sozialamt mir glauben, daß wir getrennt leben?"

Die Beraterin glaubt es ihr und rät, alles säuberlich zu trennen, auch in Kühlschrank und Küche getrennte Fächer einzurichten und fest auf der Wahrheit zu bestehen. Ilse bedankt sich und sagt im Weggehen mit ganz leiser Stimme: „Die wollen mir kündigen, dürfen sie das?"

Die katholische Kirchengemeinde, bei der sie angestellt ist, hat von der Schwangerschaft erfahren und ihr dringend empfohlen, daß sie den Vater heiraten soll, und zwar kirchlich, sonst wird sie entlassen. Es sei den Eltern der Kindergartenkinder nicht zumutbar, daß sie von einer ledigen Mutter betreut werden! Es tut Ilse sichtbar gut, unsere Empörung zu erleben, aber den Rat, ihren Fall öffentlich zu machen, lehnt sie ab. „Zuviel Trubel, das ist mir peinlich." Sie ist immerhin bereit, zur Gewerkschaft zu gehen und sich wegen Rechtsschutz beraten zu lassen.

Was eine Notlage ist, was einer Frau zugemutet werden kann oder nicht, dafür gibt es keine feste Regel. Zwei Frauen in identischer Situation – arbeitslos, mittellos, vom Partner verlassen – können doch zu ganz unterschiedlichen Ergebnissen kommen. Die eine kann ihr Schicksal schon jetzt kaum bewältigen, glaubt sich keine weitere Last zumuten zu können. Die andere hat bisher nicht den Mut verloren und traut sich auch zu, mit einem Kind zurechtzukommen.

Vielleicht sind es Unterschiede des Temperaments, oder auch die bisherigen Erfahrungen des Lebens, die manche Frauen ängstlicher, andere risikofreudiger sein lassen. Es mag auch die Stärke des Kindeswunsches sein, der manchmal so heftig ist, daß er alle anderen Bedenken überrollt, oder die klare Erkenntnis des eigenen Unvermögens, Verantwortung für ein anderes Menschenleben zu übernehmen.

Beratung, sei sie noch so gewissenhaft und gründlich, vermag die Menschen nicht zu ändern und kann keine Fähigkeiten wachrufen, die gar nicht vorhanden sind. Sie kann bestenfalls dazu beitragen, daß ein Mensch seine eigenen Möglichkeiten besser wahrnimmt, zu den eigenen Kräften mehr Vertrauen gewinnt.

Die meisten Frauen kommen zur Beratung, weil sie Hilfe brauchen, um den Schwangerschaftsabbruch zu erreichen. Doch hin und wieder ist eine dabei, die sucht Hilfe, um den Abbruch zu vermeiden. Das sind oft lange Gespräche, bis all die verknäuelten Gefühle und Befürchtungen entwirrt sind, bis man auf den Grund des Konflikts gelangt.

Karla, eine 38jährige Lehrerin, hat sich eigentlich auf ein kinderloses Leben eingerichtet. Sie lebt mit ihrem Freund zusammen, der sich nach jahrelangem Hin und Her zwischen seiner Ehefrau und ihr endlich für sie entschieden hat. „Endlich ist die

Zeit gekommen, wo wir ganz unserer Liebe und unserem Glück leben können. Nun bin ich überraschend schwanger geworden. Das bringt alle unsere Pläne durcheinander. Mein Freund hat sich jahrelang für die Familie aufgeopfert, er hat auch eine sehr schwierige Tochter, die jetzt Gott sei dank erwachsen ist. Mitte 40, hat er doch jetzt ein Recht, seine Freiheit zu genießen. Er sagt, wenn ich das Kind kriege, dann ruiniere ich sein Leben. Daran möchte ich nicht schuld sein."

Und ihr eigenes Leben? Wie stellt sie sich die Zukunft mit einem Kind vor? „Mir kommt es vor, als hätte ich plötzlich eine Chance gekriegt, an die ich gar nicht geglaubt hatte. Aber das ist ja ganz egoistisch. Ich muß mir diese Gedanken aus dem Kopf schlagen, denn ich darf mir ja nicht auf Kosten meines Partners einen Wunsch erfüllen."

Es dauert lange, bis Karla all die Sorgen und Gewissensbisse ausgebreitet hat, die sie beschäftigen. Sie schämt sich, daß sie schwanger geworden ist, daß sie nicht korrekt verhütet hat, obwohl sie wußte, daß ihr Freund nie wieder Vater werden will. Sie fühlt sich schuldig, weil sie nicht alles wiedergutmachen kann, was ihr Freund an Leiden und Enttäuschungen durch Frauen erlebt hat. Sie hält sich für lieblos, weil sie sich heimlich eigene Wünsche erlaubt, die den Lebensplan des Partners durchkreuzen. Es fällt ihr schwer, diese Wünsche überhaupt auszusprechen. Erst auf die Frage, warum ihr Freund eigentlich nicht sterilisiert ist, wenn er doch genau weiß, daß er kein Kind will, wird sie stutzig. Ob sie wirklich verpflichtet ist, seine Bedürfnisse höher einzuschätzen als die eigenen? Wie wäre es denn, wenn es erlaubt wäre, egoistisch zu sein? „Ich würde das Kind kriegen. Ich habe es mir schon überlegt, wie ich es beruflich einrichten kann. Als Lehrerin hab' ich ja gute Möglichkeiten, meine Stundenzahl zu reduzieren, und brauche keine Angst um meinen Arbeitsplatz zu haben. Ich wohne im gleichen Haus mit meiner Schwester und ihren Kindern. Die würden sich sicher auch um das Baby kümmern." Karla hat aufgehört zu weinen. Sie sieht ganz gelöst und heiter aus, wenn sie vom Leben mit einem Kind spricht. Schließlich fällt es ihr selbst auf:

„Ich wußte gar nicht, daß diese Wünsche so konkret sind. Ich habe mich nie getraut, das auszusprechen. Sie glauben also, ich kann es alleine schaffen?“ Doch es kommt nicht auf unseren Glauben an, genausowenig wie auf die Ängste des Freundes, sondern auf ihre eigene Entscheidung. „Ich trau' mir das zu“, sagt Karla nach einer langen Pause. „Wenn er nicht mitzieht, schaffe ich es auch allein. „Jedenfalls weiß ich jetzt, was ich mir wünsche, und daß ich nicht aus lauter Rücksichtsnahme darauf verzichten will.“ Sie geht ganz zufrieden weg und will wiederkommen, wenn sie sich zu sehr von den Vorwürfen ihres Partners bedrängt fühlt.

Es ist oft bedrückend, in der Beratung zu erleben, wie wenig Hilfe und Unterstützung wir den Frauen geben können, die eine ungewollte Schwangerschaft austragen wollen. In einer Großstadt wie Hamburg gibt es neben all den Paaren, die sozial abgesichert sind, wo wenigstens einer der Partner über ein gesichertes Einkommen verfügt, eine große Anzahl von Frauen, die durch eine Schwangerschaft in wirtschaftliche Bedrängnis kommen: Arbeitslose, auch die Frauen und Töchter von Arbeitslosen und solche in ungesicherten Arbeitsverhältnissen, Studentinnen, Schülerinnen, Prostituierte, illegale und asylsuchende Ausländerinnen. Selbst wenn von Politikern immer wieder beschworen wird, daß „es in einem so reichen Lande keine Not geben dürfte“, so richtet sich die Realität doch nicht nach diesen Beschwörungen. Viele Frauen sind trotz ihrer Notlage entschlossen, ihr Kind zu kriegen und aufzuziehen. Es ist bewundernswert, welche Zuversicht und Lebenskraft sie mobilisieren, um sich gegen die widrigen Umstände und materiellen Unsicherheiten durchzusetzen. Es ist beschämend, wie gering die öffentlichen Hilfen sind: Erziehungsgeld und Sozialhilfe mögen das erste Lebensjahr des Kindes ausreichend begleiten. Aber das Erziehungsgeld von DM 600,– für die ersten zehn – seit 1. Januar 1988 für die ersten zwölf – Lebensmonate des Kindes wird allen Frauen vorenthalten, die nach der Geburt weiter arbeiten wollen oder müssen, und allen denen, die Arbeitslosengeld beziehen. Die Möglichkeit, daß der Vater des Kindes Erziehungsurlaub und -geld beansprucht, steht nur ehelichen Vätern zu.

Sozialhilfe können nur die beanspruchen, die keinen eigenen ausreichenden Lebensunterhalt haben und deren Eltern auch genauso arm sind. Sie dürfen nicht in „eheähnlicher Gemeinschaft" mit einem Partner leben, der genug verdient, um sie mit zu ernähren. Studentinnen dürfen auch nicht ihr Studium fortsetzen. Der Sozialhilfesatz für eine alleinstehende Frau beträgt in Hamburg DM 418,–, für jedes Kind unter sieben kommen DM 188,– dazu. Außerdem kann sie Wohngeld beantragen, bis zur Höhe der Gesamtmiete, allerdings nicht, wenn sie Studentin ist und BAFöG erhält. Dann kann nur für den Mietanteil des Kindes Wohngeld gewährt werden.

Der monatliche Unterhalt, den der Vater für ein nichteheliches Kind zahlen muß, beträgt mindestens DM 207,–. Die Unterhaltsvorschußkasse beim Jugendamt übernimmt den Kindesunterhalt drei Jahre lang, wenn der Vater des Kindes nicht zahlen will oder kann.

Das Kindergeld – DM 50,– fürs erste, DM 100,– fürs zweite, DM 220,– fürs dritte – und alle Unterhaltszahlungen für die Frau oder die Kinder werden von der Sozialhilfe als Einkommen gerechnet und von den Leistungen abgezogen.

Die Stiftung „Mutter und Kind" (Schutz des ungeborenen Lebens) zahlt bedürftigen Frauen, die die Schwangerschaft austragen, Zuschüsse, auf die allerdings kein Rechtsanspruch besteht. In Hamburg sind es zur Zeit insgesamt DM 800,–. Bei der Sozialhilfe oder bei kirchlichen Stellen können Hilfen zur Erstausstattung des Kindes beantragt werden.

Wenn die Frauen die Höhe dieser Hilfeleistungen erfahren und sich ausrechnen, wieviel unterm Strich dabei herauskommt, sind sie oft ungläubig und empört.

Keiner darf es wissen

Zu den vielen widerstreitenden Empfindungen, zu den Rücksichtnahmen und Zweifeln, die eine ungewollt schwangere Frau bewegen können, fügt sich als eine zusätzliche Last die Geheimhaltung. Es ist gar nicht selten, daß eine Frau in der Beratung erklärt, sie habe überhaupt keinen Menschen, dem sie sich anvertrauen oder mit dem sie das Für und Wider ihrer Situation erörtern könne.

„Als ich merkte, daß die Regel wegbleibt, wollte ich es erstmal mit meinem Freund besprechen. Der war im Urlaub. Ich habe die Tage gezählt, bis er wiederkam. Und dann hat er mir ganz cool mitgeteilt, daß er eine andere kennengelernt hat und daß wir sowieso nicht richtig harmonieren. Da habe ich es nicht mehr rausgebracht, daß ich schwanger bin. Das hätte ja auch wie Erpressung ausgesehen." Ollie ist 18, älteste Tochter einer Schaustellerfamilie ohne festen Wohnsitz. „Meine Mutter ist total nervös, hat vier Kinder und zwei Fahrbetriebe, die kann ich damit nicht belasten, und sie versteht mich auch sonst nicht. Meine Oma hat schon zwei Kleine in Pflege, die schafft nicht mehr. Und ich weiß, daß sie Abtreibung für Mord halten, da ist oft drüber gesprochen worden. Ich glaube das auch, aber ich weiß mir nicht zu helfen. Ich kenn' auch keinen, mit dem ich drüber reden kann."

Erst im Beratungsgespräch kommt Ollie dazu, ihre Gefühle und Gedanken auszubreiten, die durch den Zwang zur Geheimhaltung wie blockiert waren. Es wird ihr klar, daß sie das Kind gern haben und aufziehen will, daß sie nur Angst hat, aus der Familie ausgestoßen zu werden, und nicht noch einmal überprüft hat, ob diese Angst zutrifft. „Ich werde es mal drauf ankommen lassen, wenigstens bei der Oma anfragen, was sie meint", sagt sie zögernd. Am nächsten Tag kommt eine ganz verwandelte Ollie strahlend ins Zentrum: „Die Oma hat nur geschimpft, daß ich solange nichts gesagt habe, und die Mutter hat gesagt: ‚Wenn wir alle zusammenhalten, kriegen wir auch das Kind groß.'"

So leicht ist es nicht immer, das Geheimnis zu durchbrechen. Oft sind es schwerwiegende Gründe, warum eine Frau nicht über ihre Schwangerschaft sprechen will, warum sie gerade vor ihren Freunden und Angehörigen nicht zugeben kann, daß sie einen Abbruch erwägt.

„Ich habe nur eine enge Freundin und die ist streng katholisch. Ich weiß, daß sie Abtreibung für eine Todsünde hält. Sie um Rat zu fragen, das konnte ich mir und ihr nicht antun. Unsere Freundschaft wäre zerstört worden", sagt Marianne, Theologiestudentin kurz vor dem Examen. „Ob ich eine Schuld auf mich nehme, ob ich die auch später sühnen kann, das muß ich mit mir selbst ausmachen und nicht mit anderen Menschen. Ich hab' mich schließlich durchgerungen, das Kind zu kriegen, aber ich werde niemals meiner Freundin sagen, daß ich es mir lange anders überlegt habe."

„In meinem Bekanntenkreis sind nur junge Paare mit Kindern. Die würden das nie verstehen, daß wir uns dagegen entschlossen haben." Das Ehepaar K. kommt schon zum zweiten Schwangerschaftsabbruch. Herr K. will sich jetzt sterilisieren lassen, aber auch das soll niemand erfahren.

Der Druck, die Schwangerschaft und auch den Abbruch geheimhalten zu müssen, ist für manche Frauen fast unerträglich. Sie fühlen sich isoliert, in ihren Ängsten alleingelassen, in ihrer Entscheidung unsicher. Manchmal bringt ihnen die Beratung, wenn sie vorurteilslos und offen verläuft, etwas Entlastung und damit Klarheit in ihre Gedanken. Doch hinterher kehrt die Einsamkeit zurück. Gerade in der Zeit nach dem Abbruch, in den Tagen der Schonungsbedürftigkeit und oft auch der Traurigkeit, wird sie doppelt schmerzlich erlebt.

„Ich hab' es auch meinem Mann verheimlicht", erzählt Gerhild, eine 30jährige Behördenangestellte, deren Mann arbeitslos und Alkoholiker ist. „Er ist kinderlieb. Er wird tief gekränkt sein, daß ich sein Kind nicht will. Aber ich kann schon jetzt kaum ertragen, wie er unsere Tochter rumstößt, wenn er getrunken hat. Das will ich keinem zweiten Kind antun. Von der Schwangerschaft hat er nichts gemerkt, er darf auch von dem Abbruch nichts merken. Ich sag halt, ich hab' Migräne, leg mich zwei Tage ins Bett und danach muß ich es vergessen."

„Ich weiß doch, was die Leute davon halten, wie überall geredet wird. Abtreibung ist Mord, also bin ich eine Mörderin", sagt Gudrun, Lehrerin in Schleswig-Holstein. „Ich hätte mich gern mit einer Kollegin ausgesprochen, die mir schon oft geholfen hat. Aber an dem Tag, an dem ich's ansprechen wollte, haben sie bei uns in der Stadt überall diese Plakate aufgehängt, wo ein Embryo abgebildet ist, mit der Aufschrift: Ich will leben. Da bin ich verstummt."

Die Angst, von der Umwelt verurteilt zu werden, führt oft dazu, daß die Frauen sich nicht krankschreiben lassen wollen. Obwohl sie sich nach dem Abbruch eine Woche schonen sollen, und obwohl die Ursache auf der Bescheinigung gar nicht angegeben wird, scheuen sie doch alles, was irgendeinen Verdacht erwecken könnte, und setzen lieber ihre Gesundheit aufs Spiel.

„Vielleicht sieht man's mir an", sagt eine Sekretärin, Ende dreißig, „vielleicht hat mein Chef gemerkt, daß mir öfter schlecht war, und hat sich was dabei gedacht, daß ich mir jetzt einen Tag frei nehme."

Es ist nicht nur die Angst vor moralischer Verurteilung oder böswilligem Klatsch, die viele zum Schweigen anhält, sondern auch die Furcht vor beruflichen Nachteilen. Niemand kann wegen eines Schwangerschaftsabbruchs gekündigt werden, aber wer nur einen befristeten Arbeitsvertrag hat oder zur Beförderung ansteht, fühlt sich unter Druck.

„Ich bin die einzige Frau unter vielen Kollegen, da muß ich mich sehr anpassen", erzählt Frau Dr. F., promovierte Chemikerin in einem großen Betrieb. „Jetzt soll ich befördert werden, zur Abteilungsleiterin, da gibt es viele Widerstände. Als ich erfuhr, daß ich schwanger bin, habe ich nur gedacht: Das darf keiner merken. Ich hab' mich eisern zusammengerissen, trotz Übelkeit und Sorgen, und ich werde dafür sorgen, daß es mir auch nach dem Schwangerschaftsabbruch keiner anmerkt. Sonst werden sie mir ewig vorhalten, daß ich doch eine Frau bin und nicht voll einsatzfähig."

Die Heimlichkeit macht einsam, sie löst Schuldgefühle aus und erschwert es oft, wenn alles vorbei ist, die Erfahrung zu verarbeiten und zu überwinden. Manche Frau, die sich niemandem anvertrauen konnte, muß auf Trost und Unterstützung verzichten, oft für lange Zeit, und glaubt, sie sei die einzige, für die eine ungewollte Schwangerschaft konfliktreich war. Das Angebot, zu weiteren Gesprächen in die Beratungsstelle zu kommen oder eine Frauengruppe zu suchen, in der solche Erfahrungen besprochen werden können, findet oft wenig Anklang. Je größer der Druck der Geheimhaltung, desto geringer auch die Bereitschaft, sich zu öffnen.

„Ich bin ruiniert, wenn es rauskommt." Frau G. ist Kreisverordnete für eine Partei, die strikt gegen den Schwangerschaftsabbruch ist. Sie kommt aus Süddeutschland. „Ich hätte auch nach München fahren können, aber das ist mir zu gefährlich. Hier kennt mich bestimmt niemand."

„Ich steh' kurz vor der Hochzeit, aber das Kind ist von einem anderen. Das war eine einzige Dummheit, ein Ausrutscher, der mein ganzes Leben ruinieren kann. Wenn ich das irgend jemand in meiner Umgebung erzählen würde, hätte ich ewig Angst, daß es später mal rauskommt." Die elegante junge Frau würde am liebsten nicht einmal ihren Namen angeben, erkundigt sich besorgt über den Datenschutz im Beratungszentrum und besteht schließlich darauf, ihre Rechnung bar zu bezahlen.

Die Angst vor Entdeckung wirkt sich oft auch in der Beratung aus. Da sitzt eine blasse Frau mit zugeschwollenem Gesicht, mit grünen und blauen Flecken und einer eiternden Narbe und will nur eines sagen: daß sie einen Abbruch braucht. Woher sie schwanger ist, woher ihre Verletzungen stammen, wovon sie lebt, ob sie Hilfe braucht – darüber möchte sie nicht sprechen.

Da kommt ein türkisches Mädchen, knapp fünfzehn, und berichtet stockend, daß ihre Regel seit drei Monaten weggeblieben ist. Zitternd vor Angst läßt sie sich untersuchen. Als die Ärztin ihr sagt, daß sie im vierten Monat schwanger ist, dreht sie sich einfach weg und geht, ohne ein Wort. Die Ärztin läuft ihr nach. „Das war mein Onkel", sagt das Kind und rennt aus dem Haus.

Das sind Erfahrungen, die alle Beraterinnen beschäftigen, die lange Überlegungen auslösen, über die verborgenen Schicksale, und ob es nicht irgendwelche Möglichkeiten gegeben hätte, das furchtsame Schweigen zu durchbrechen, das Vertrauen dieser Frauen zu erlangen. Und wenn wir das Geheimnis erfahren, wenn sich unsere Vermutungen von Mißhandlung, Inzest und anderen Katastrophen bestätigen, ob wir dann überhaupt helfen können?

So wie es mit Lilli war, eine Begegnung, die mich besonders beeindruckt hat: Sie kam zur Beratung über soziale Hilfen, eine Schülerin, 18 Jahre, blond, kindlich, mundfaul. Sie will wissen, wie sie alleine ein Kind aufziehen kann. Ihre Eltern dürfen nichts erfahren, den Erzeuger kann sie nicht angeben, das würde ihm schaden. Sie will auch keinen Unterhalt beanspruchen, niemandem zur Last fallen. Das Kind soll als Zeugnis einer großen Liebe geboren werden, aber der Vater darf es niemals erfahren.

Lilli hört kaum zu bei der Information über Erziehungsgeld und Sozialhilfe, auch den Rat, jedenfalls mit ihrer Mutter zu sprechen, nimmt sie unwillig zur Kenntnis, wiederholt noch beim Abschied, daß es keiner wissen darf. Irgendwas ist faul an dieser Geschichte, vielleicht ein Fall von Mißbrauch in der Familie? Zwei Tage später verlangt eine Männerstimme am Telefon einen Abbruchtermin für Lilli. Sie habe sich gegen das Kind entschieden. „Das muß sie uns schon selber sagen." Diesmal scheint Lilli noch kindlicher, noch unentschiedener an der Seite eines eleganten Mitvierzigers mit kleinem strengen Mund und interessanten Falten. Er ist ihr Lehrer, Erdkunde und Philosophie, und auch ihr Liebhaber, leider verheiratet oder, wie er es ausdrückt, „anderweitig verpflichtet". Es belastet ihn schwer, daß Lilli so unglücklich ist und daß er leider gar nichts für sie tun kann. Es belastet ihn ganz besonders, daß er Lilli zum Schwangerschaftsabbruch zureden muß, aber er sieht es als seine Pflicht an, sie richtig zu beraten. „Sie ist hoch begabt, davon habe ich mich überzeugt, und sollte unbedingt Musik studieren. Da wäre es ja schrecklich, wenn sie ein Kind kriegen würde und ihre Begabung nicht entfalten könnte." Und was sagt Lilli dazu? „Er kann sich leider nicht zu mir bekennen, da hätte ich wenigstens das Kind gern behalten, damit es mich an ihn erinnert. Aber es geht ja nicht, das hat er mir erklärt. Und meine Mutter hat auch zum Abbruch zugeredet. Sie kann kein Enkelkind versorgen, geschieden mit drei Kindern, da ist sie auf ihren Verdienst angewiesen. Sie hat auch schon ein paarmal abgetrieben." Lilli ist empört, daß die Mutter das einfach so gesagt hat, als wäre es was ganz Normales. Der Herr Lehrer stimmt zu: „Grundsätzlich bin ich ganz strikt gegen Schwangerschaftsabbruch. Aber in diesem besonderen Fall kann man es wohl billigen."

Die Beraterin kann sich nicht mehr zurückhalten: „Können Sie es auch billigen, daß ein Lehrer mit seiner Schülerin schläft und daß er noch nicht mal auf Verhütung achtet?" „Dazu möchte ich mich nicht äußern", sagt er kühl, und Lilli blickt bewundernd zu ihm auf. Er hat sie offensichtlich ganz in der Hand, sie läßt sich nicht beirren, besteht darauf, daß sie sich freiwillig zum Abbruch entschlossen hat.

Das ungleiche Paar ist kaum aus der Tür, da müssen wir erstmal unserer Empörung Luft machen! Wir besprechen mit der Ärztin und anderen Kolleginnen, ob wir den Lehrer nicht anzeigen sollen, ob wir die Eltern aufrütteln sollen, ihre Tochter besser zu schützen, ob wir einfach einen anonymen Brief an den Schulleiter schicken dürfen, und verwerfen schließlich all diese Pläne. Es ist nicht nur die Schweigepflicht, die wir nicht brechen dürfen und wollen, die uns verpflichtet, die Geheimnisse der Patientinnen zu bewahren. Es ist auch die Erkenntnis, daß wir keine Hilfe aufdrängen dürfen, wenn uns niemand darum gebeten hat. Und Lilli hat offensichtlich nicht den Wunsch, gerettet zu werden. Das muß respektiert werden, so schwer es auch fällt. Ein paar Tage danach kommt sie zum Schwangerschaftsabbruch, begleitet von ihrer Mutter, einer patenten runden Frau, die ihr beim Eingriff liebevoll die Hand hält und hinterher, im Ruheraum, ganz locker über Ferienpläne redet. Später holt der Lehrer beide ab und fährt sie nach Hause. Die Mutter scheint also informiert zu sein. Es ist wohl nicht Sache der Beratungsstelle, sich da einzumischen ...

Doch vierzehn Tage später ist Lilli wieder da: ganz aufgelöst, in Tränen. Sie verlangt die „Pille danach" (ein Hormonpräparat, das eine Schwangerschaft verhindert, wenn es innerhalb 48 Stunden nach einem ungeschützten Geschlechtsverkehr eingenommen wird). Schluchzend erzählt sie, daß sie ihren Freund, den Lehrer, besuchen wollte. „Da war er mit einer anderen im Bett, die auch auf unsere Schule geht. Ich konnte es gar nicht fassen, da hat er mich dazugenommen, mit der anderen, zu dritt. Ich schäme mich so. Aber ich will ihn doch nicht verlieren."

Nun reicht's. Alle, die Lillis Geschichte mitgekriegt haben, sind fassungslos. Einige erinnern sich, daß es ein paar ähnliche Fälle gegeben hat: Ein Mädchen, das vom Sportlehrer mißbraucht wurde, eine andere, die wahrscheinlich von ihrem Lehrherrn schwanger war. Jedesmal wurde der Wunsch, sich einzumischen, sich gegen den Mißbrauch zu wenden, durch legale Bedenken unterdrückt. Diesmal ist es zuviel.

Eine Abordnung des Familienplanungszentrums meldet sich beim Landesschulrat an, berichtet Lillis Fall, ohne Namensnennung, und fordert eine Stellungnahme der Schulbehörde.

Aber die Beamten sind ungläubig. Wahrscheinlich hat das Mädchen sich alles ausgedacht, vielleicht will sie den Lehrer nur anschwärzen oder ist ein Flittchen, wie so viele Jugendliche. Daß der Lehrer selbst im Beratungszentrum war, daß gar kein Zweifel an seiner Vaterschaft und seiner Verantwortungslosigkeit besteht, löst kaum Empörung bei den Herren aus, eher die

Sorge, der peinliche Fall könnte öffentlich werden und den Ruf der Lehrerschaft gefährden.

Ich war bei dieser Unterredung dabei und bin, wie die anderen Frauen vom Familienplanungszentrum, sehr enttäuscht. Eine Frau, die schwanger wird, ist eben selbst schuld, auch wenn sie ein halbes Kind, eine mißbrauchte Abhängige ist.

Der Abbruch – Zehn lange Minuten

All die Ängste und Ungewißheiten, die zwiespältigen Empfindungen der letzten Wochen werden zum Abbruchtermin mitgebracht. Von den sechs oder acht Frauen, die an einem Morgen zum Eingriff kommen, ist keine unbeschwert. Ob es die Angst vor Schmerzen ist, die Angst vor Vorwürfen oder die Angst, eine falsche Entscheidung gefällt zu haben – sie sind alle blaß und unausgeschlafen.

Manche, die vorher zur Beratung, zur Voruntersuchung oder Indikationsstellung im Zentrum waren, sind mit den Räumen vertraut, können schon einem bekannten Gesicht zunicken, wenn sie in die Anmeldung kommen. Dort wird erstmal kontrolliert, ob alle notwendigen Unterlagen vorliegen: Die Beratungsbescheinigung, die Indikation, die Blutgruppenbestimmung, die Bescheinigung über die medizinische Aufklärung. Oft kommen Frauen aus anderen Bundesländern, wo keine ambulanten Schwangerschaftsabbrüche möglich sind, und sind von ihrem Arzt ins Zentrum überwiesen worden. Sie müssen noch untersucht werden, ob die angegebene Schwangerschaftswoche stimmt, ob eine Indikation vorliegt. Sie müssen über die medizinischen Risiken aufgeklärt werden.

Arnika ist aus Göttingen gekommen, früh um 6 Uhr losgefahren, ohne Frühstück, denn sie muß nüchtern zum Eingriff kommen. Sie ist allein, ihr Freund hat sich „abgeseilt", ihre Eltern dürfen nichts wissen. Darum konnte sie auch nicht ins Kreiskrankenhaus, das als einzige Einrichtung in Göttingen Schwangerschaftsabbrüche macht und einen dreitägigen Aufenthalt verlangt. Arnika will abends wieder zu Hause sein, als brave Tochter, die nur eine Exkursion der Berufsschule mitgemacht hat. Sie ist 18 und macht eine Lehre als Verkäuferin; der Erzeuger der Schwangerschaft ist ihr Vorgesetzter, verheiratet, sehr viel älter. Das darf nie rauskommen. Sie hat es auch niemandem außer ihrem Arzt erzählt. Jetzt erzählt sie es uns – der Ärztin und mir. Ich habe mich angeboten, sie durch den Abbruch zu begleiten und sie zu betreuen. Die meisten Frauen, die an diesem Tag gekommen sind, haben eine Begleitung mitgebracht: Freund, Freundin oder auch die Mutter. Arnika wird von der Ärztin gefragt, ob sie wirklich zum Abbruch entschlossen ist und keine Bedenken hat. „Keine Bedenken", sagt Arnika. „Ich will erst Kinder, wenn ich das verantworten kann."

Die Ärztin erklärt, wie der Eingriff vorgenommen wird und welche möglichen Gefahren dabei bestehen. Sie sind bei medizinisch korrekten Bedingungen und bei der modernen Absaugmethode relativ gering, jedenfalls verglichen mit den früheren Risiken, die bei illegalen Abtreibungen drohten, aber es ist doch ein Eingriff in den Körper, bei dem Verletzungen und Infektionen auftreten können, die in ganz seltenen und unglücklichen Fällen zu dauerhaften Schäden führen können. Die Wahrscheinlichkeit liegt allerdings unter 1 Prozent. Die Frauen müssen unterschreiben, daß sie über diese Gefahren aufgeklärt wurden und daß sie dem Eingriff zustimmen.

Arnika ist in der 8. Woche schwanger. Das ist der beste Zeitpunkt für eine Absaugung, denn vor der 6. Woche ist das Schwangerschaftsgewebe oft so klein, daß es von der Saugkurette nicht vollständig erfaßt werden kann und möglicherweise Rückstände in der Gebärmutter zurückbleiben. Nach der 8. Woche wächst die Gefahr von Komplikationen, weil eine immer stärkere Weitung des Gebärmuttermundes nötig wird. Arnika hört bei diesen Erklärungen kaum zu. Sie ist ganz blaß und zittrig. „Hoffentlich muß ich nicht lange warten."

In der Umkleidekabine hängt sie ihre Straßenkleidung auf, zieht einen Morgenrock und warme Socken an und wird in den Behandlungsraum geführt, wo Ärztin und Krankenschwester sie begrüßen und ihr versichern, daß sie alles erklären und ganz vorsichtig vorgehen wollen. Auf dem gynäkologischen Stuhl legt sich Arnika ängstlich hin, greift nach meiner Hand und wartet, wann es weh tut. Die Instrumente werden ausgewickelt, sie sind angewärmt, damit es keinen Kälteschock gibt. Scheide und Muttermund werden abgetupft, und dann gibt es einen Stich, das ist die Betäubungsspritze, die seitlich neben den Muttermund gesetzt wird. Das verursacht einen Druck, nicht so schlimm wie beim Zahnarzt, weil es in der Scheide nicht so viele Nerven gibt wie im Mund. Noch eine zweite Spritze, und dann gibt es einen Moment Pause, bis das Betäubungsmittel gewirkt hat. „Wird es noch schlimmer?“ fragt Arnika und entspannt sich, als die Ärztin verneint.

Jetzt wird ein Metallstift vorsichtig in den Gebärmuttermund eingeführt, um die Öffnung zu weiten, danach ein etwas dickerer und dritter oder vierter, bis die Dehnung ausreicht, um das Absaugröhrchen einzuführen. Das ist nicht ganz schmerzlos. Arnika verzieht das Gesicht, aber sie fragt doch neugierig, wie dick das Röhrchen ist. Die Ärztin zeigt es ihr: ein biegsames Plastikrohr von der Dicke eines Bleistiftes. Sobald es in die Gebärmutter eingeführt ist, wird das Absauggerät eingeschaltet, ein summendes Geräusch erklingt, etwa wie ein Staubsauger. „Jetzt wird es noch einmal ziehen“, sagt die Krankenschwester und beginnt mit sanften Händen Arnikas Bauch zu massieren. Sie beißt sich auf die Zähne und macht die Augen zu, aber da hört auch schon das Sauggeräusch auf, die Ärztin sagt: „Wir sind fertig, ruh' Dich noch einen Moment aus“, und Arnika liegt ganz schlapp und schneeweiß auf dem Stuhl. „Ist es wirklich vorbei?“ Es ist wirklich vorbei. Der ganze Vorgang hat 10 Minuten gedauert. Allerdings sehr lange Minuten.

„Willst Du's Dir ansehen?“ Arnika blickt ganz schockiert. Kommt jetzt die Strafe, soll sie jetzt mit etwas Schrecklichem konfrontiert werden? Aber da wir sie mit freundlichen, aufmunternden Gesichtern ansehen, faßt sie wohl Mut. Sie tritt an das Becken, wo das Schwangerschaftsgewebe abgespült und auf seine Vollständigkeit hin überprüft wurde und jetzt in einer Schüssel schwimmt: Etwa ein Teelöffel voll blutiger Schleim, ein paar durchsichtige Hautfetzen. „Mehr nicht?“ Arnika atmet auf. „Das habe ich mir ganz anders vorgestellt, viel grauslicher und viel größer.“

Ich nehme sie fest am Arm, weil sie doch recht wackelig auf den Füßen scheint, und bringe sie in den Ruheraum nebenan. Ein sonniger Raum, mit viel Liebe eingerichtet, in dem grüne Pflanzen und ruhige Bilder für eine harmonische Stimmung sorgen. In einer Ecke summt die Kaffeemaschine, aus dem Recorder kommt ganz leise ein Vivaldikonzert. Auf einem blauen Ruhesessel liegt schon eine Frau, die vor Arnika dran war, dicht in eine Decke gemummelt und offenbar ganz in Tränen aufgelöst. Der Partner sitzt dabei, hilflos und verlegen. Auch Arnika wird eingewickelt, darf sich ein Frühstück bestellen. Kaffee oder Tee? Und ein Brötchen mit Marmelade oder Käse. Wie geht es ihr? „Vor allem erleichtert, daß es nun vorbei ist. Aber auch traurig." Mit leiser Stimme erzählt sie von der Enttäuschung, daß der Freund sich kaum um sie gekümmert hat, daß die Eltern gar nicht gemerkt haben, wie schlecht es ihr geht, daß sie ganz allein sich um den Abbruch kümmern mußte und daß sie auch hinterher niemanden haben wird, mit dem sie drüber reden kann. Sie hat keine Schmerzen, es ist ihr nur ein wenig kalt.

Inzwischen ist eine dritte Patientin in den Ruheraum geleitet worden und macht sich ganz vergnügt über ihr Frühstück her. „Ich bin ja so froh, daß alles vorbei ist. Wenn ich gewußt hätte, daß das so schnell geht und so wenig weh tut, hätte ich mich nicht so geängstigt." Am liebsten möchte sie gleich ihren Mann anrufen und erzählen, daß alles gut gegangen ist. Er ist zu Hause und paßt auf die drei Kinder auf. „Er wäre gern mitgekommen, damit ich nicht wieder solche Vorwürfe kriege wie bei unserem Arzt. Der hat mir doch glatt gesagt, ich soll ein viertes kriegen, obwohl er weiß, daß mein Mann schon zwei Jahre arbeitslos ist. Aber da macht sich keiner Gedanken, wie es uns kleinen Leuten geht." Sie schimpft noch eine Weile auf den Hochmut der Ärzte, bis auch die erste Patientin sich aus ihren Decken wickelt und von ihren Erfahrungen berichtet. Ihr Arzt hat ihr die Indikation verweigert. „Er will nicht meinetwegen ins Gefängnis kommen", hat er gesagt, „und ich soll doch nach Holland fahren. Das trau' ich mich nicht, und dann hat er nur gesagt, ich kann mich ja auch vor den Zug werfen. Aber ich will doch leben."

Arnika hört staunend zu. Sie hat wohl Glück gehabt, bei ihrem Arzt soviel Verständnis zu finden, daß er ihr sogar den Termin im Hamburger Familienplanungszentrum besorgt und versprochen hat, sich hinterher um sie zu kümmern.

Die Ärztin kommt und sieht nach, ob die Frauen sich genügend erholt haben. Ehe sie nach Hause gehen, werden sie über die Vorsichtsmaßnahmen aufgeklärt, die in den nächsten Tagen nötig sind.

Auch wenn der Schwangerschaftsabbruch nach der Absaugmethode ein relativ leichter Eingriff ist, so besteht doch eine Infektionsgefahr. Darum sind einige Tage Ruhe notwendig. Auch Arnika, die schon die anstrengende Eisenbahnfahrt auf sich nehmen muß, soll sich zu Hause ins Bett legen und den Eltern sagen, sie hätte Bauchschmerzen. Wenn sie heftige Schmerzen oder Fieber kriegt, soll sie jedenfalls ihren Arzt aufsuchen und spätestens nach vierzehn Tagen die Nachuntersuchung machen lassen.

Die Ärztin fragt, ob es Fragen zur Verhütung gibt. Gerade nach einem Schwangerschaftsabbruch ist die Gefahr einer neuen Schwangerschaft groß. Wer die Pille nehmen will, soll gleich am nächsten Tag damit anfangen. Nun meldet sich zum erstenmal der junge Mann zu Wort, der die ganze Zeit stumm dabei saß. „Die hat ja nur aus Eitelkeit nicht die Pille genommen", sagt er über seine Freundin, die ganz empört entgegnet: „Du hast mich aber genervt, daß ich Dir zu dick werde." „Ich finde das auch furchtbar", sagt er, „wenn die Weiber so fett sind."

Erst als das junge Paar aus der Tür ist, macht Arnika ihrer Empörung Luft. „Ich glaube, ich brauche keine Verhütung", sagt sie. „Ich will überhaupt nichts mehr mit Männern zu tun haben."

Die Angst vor den Folgen

Eine Frau, die ungewollt schwanger ist, muß zwei mögliche Lösungen in Betracht ziehen – eine Geburt oder eine Abtreibung, und wenn schon diese beiden Alternativen oft mit Angst und Ungewißheit belastet sind, so muß sie darüber hinaus auch die weitere Zukunft gegeneinander abwägen. Für viele ist ein solcher Entscheidungsprozeß das erste Mal in ihrem Leben, daß sie weitreichende Beschlüsse treffen, ihre eigene Lebensperspektive kritisch betrachten müssen. Dieser Prozeß kann einen Reifeschritt bedeuten, kann ein Stück Erwachsen-werden auslösen; doch das wird meist erst später bemerkt. Die Gegenwart ist zu schmerzlich, zu angstvoll und verworren, um einen weiterführenden Aspekt darin zu erkennen.

„Hinterher ist mir klar geworden, daß ich mich in der Zeit verändert habe“, berichtet eine arbeitslose Lehrerin nach einem Schwangerschaftsabbruch. „Ich hab' mich gegen meine Mutter, meinen Freund, meinen Arzt durchsetzen müssen, die alle meinten, so ein Kind würde mich aus der Depression herausziehen. Ich hab' mich aufrappeln müssen, um meine eigene Lage zu erkennen, und ich hab' vor allem mit sehr viel Angst kämpfen müssen, daß ich eine falsche Entscheidung treffe.“

Auch die Frauen, die die Schwangerschaft austragen, kennen diese Gefühle. Die Angst vor der falschen Entscheidung: Das ist die Angst, ein Kind nicht lieben oder nicht ordentlich versorgen zu können, die Angst, von dem Kindsvater oder von den Eltern abhängig zu sein, die Angst, keine ausreichende Ausbildung, keinen befriedigenden Beruf zu erhalten.

Diese Befürchtungen, die oft auf ganz realistischer Grundlage beruhen, lassen sich nicht durch gutes Zureden verscheuchen. Sie bleiben bestehen, auch wenn der Entschluß zum Austragen der Schwangerschaft gefaßt wurde, sie schleichen sich immer wieder in die Vorfreude auf das Kind, in die Vorbereitung zum

Mutterwerden ein und wiegen umso schwerer, je weniger sie besprochen werden können. Denn es paßt nicht ins öffentliche Bild einer werdenden Mutter, daß sie sorgenvoll oder zweifelnd in die Zukunft blickt. So geht auch das geplante Beratungsgesetz davon aus, daß die Frau, wenn sie erst einmal vom Schwangerschaftsabbruch abgebracht worden ist, weiterhin nur noch der materiellen Unterstützung bedarf, um eine freudige Mutter zu werden. Wer ein Kind kriegt, soll/darf/muß sich freuen. Wenn diese Freude nicht gelingt, dann muß die Frau wohl die Schuld bei sich selber suchen, sich für krank, abartig oder schlecht halten.

Auch in der Beratungsstelle erfahren wir wenig, wie es den Frauen ergangen ist, die sich zum Kind entschieden haben. Es ist nicht viel darüber bekannt, welche möglichen Folgen eine „falsche Entscheidung“ zugunsten der Schwangerschaft haben kann. Schon der Begriff geht nur schwer über die Lippen, bzw. die Schreibmaschine, denn ein Kind, ein lebender Mensch kann gar nicht falsch sein. Sofort stellen sich Erinnerungen an nationalsozialistische Denkweise, an Auslese und Ausmerze, an „unwertes Leben“ ein und verbieten weitere Überlegungen.

Eine Überlegung läßt sich nicht verbieten: Wie schwer es wohl für eine Mutter ist, sich mit den negativen Gefühlen zu ihrem Kind auseinanderzusetzen, mit den heimlichen Wünschen, die Last und Verantwortung wieder los zu sein. Das sind Gefühle, die noch viel stärker dem Tabu, der Geheimhaltung unterliegen als etwa der Schwangerschaftsabbruch, und die wahrscheinlich tiefere Narben hinterlassen. Darüber wird nicht gesprochen. Welche Folgen eine Abtreibung hat; zu dieser Frage gibt es so viele, so gegensätzliche, so beunruhigende Informationen, daß kaum eine Frau vermeiden kann, sich darüber Sorgen zu machen.

Von den 25 detaillierten Drohungen, die auf Flugblättern kursieren, bis zu den vagen Andeutungen über spätere Reue, die in zahllosen Politikerreden auftauchen, oder den Berichten der älteren Generation über die Gefährlichkeit des illegalen Abbruchs gibt es viele Quellen, aus denen die Angst sich speist.

Die häufigsten körperlichen und seelischen Schäden durch eine Abtreibung sind folgende:

1. Durchstoßung der Gebärmutter
2. Infektion
3. Entzündung der Gebärmutter und der Eileiter
4. Verschleppung von Blutgerinnseln - Embolie
5. dauernde Unfruchtbarkeit
6. Früh- und Fehlgeburten (nach Abtreibung 3 mal so häufig)
7. Eileiterschwangerschaften (nach Abtreibung 8 mal so häufig)
8. mangelnder Reifegrad bei späteren Kindern
9. Mißbildungen bei späteren Kindern
10. Schuldgefühle
11. Angstgefühle
12. Verlustgefühle
13. Depressionen
14. Veränderungen in der Beziehung zu Freunden
15. Schreikrämpfe
16. Vorwürfe gegen sich und andere
17. vermindertes Selbstvertrauen
18. Alpträume
19. Eheprobleme
20. Schlaflosigkeit
21. Phantomkind-Erscheinungen
22. quälende Erinnerungen
23. Psychosen
24. Hilflosigkeit
25. Hoffnungslosigkeit

Aus einem Flugblatt der „Europäischen Ärzteaktion" in Ulm.

„Ich weiß, daß eine Freundin meiner Mutter an einem illegalen Abbruch gestorben ist", erzählt eine Bibliothekarin, „ich habe auch von anderen gehört, die durch eine Abtreibung steril geworden sind. Das ist meine größte Befürchtung: daß ich später, wenn es mir besser geht, und ich mir ein Kind wünschen kann, womöglich keins kriege. Dann werde ich mir ewig Vorwürfe machen, daß ich meine einzige Chance verspielt habe."

Die Angst vor Schmerzen oder vor Krankheit ist relativ gering im Vergleich zu der Angst vor Kinderlosigkeit. Fast alle Frauen wünschen sich ein Kind. Auch wenn sie sich im Augenblick dagegen entscheiden, so wollen sie sich doch die Möglichkeit bewahren, irgendwann einmal diesen Wunsch zuzulassen. Darum ist die Androhung späterer Unfruchtbarkeit, Fehlgeburten oder Mißbildungen besonders erschreckend. Auch wenn moderne Untersuchungen beweisen, daß diese Ängste unbegründet sind, daß Schwangerschaftsabbrüche in den ersten drei Monaten, wenn sie mit der Absaugmethode vorgenommen werden, keinen Einfluß auf die Gebärchancen haben, so bleiben doch die Befürchtungen.

„Wenn ich jetzt einen Abbruch mache, weil ich mir einfach nicht zutraue, ganz allein für einen Menschen die Verantwortung zu übernehmen, dann kommt mir das vor wie eine Weichenstellung, eine Entscheidung für meine ganze Zukunft." „Ich hab' mich dagegen entschieden, Mutter zu sein, also werde ich mich vielleicht wieder so entscheiden, weil es vielleicht niemals der ideale Augenblick ist. Wenn man das mal überwunden hat, den Horror vor der Abtreibung, dann bleibt man eben eine Abtreiberin. Ich will aber später mal 'ne gute Mutter sein." Das überlegt Lotte, die, gerade 22, ihre Tischlerlehre abschließt.

„Ich habe das Gefühl, daß ich jetzt für mein ganzes Leben im voraus planen muß, und wenn ich etwas falsch mache, werde ich es viel später erst merken."

„Es ist die letzte Gelegenheit für mich", meint Frau D., die 39jährige Volkswirtin, die gerade eine neue Arbeitsstelle angetreten hat. „Ich habe gar nicht damit gerechnet, daß ich nochmal schwanger würde. Ich fühl' mich zu alt und hänge auch zu sehr an meinem Beruf, um alles umzuwerfen. Es ist dann endgültig besiegelt, daß ich eine kinderlose Frau bleibe."

Das tiefe schwarze Loch steht vielen Frauen vor Augen, wenn sie sich zum Schwangerschaftsabbruch entscheiden. Selbst wenn sie nicht um ihre Gesundheit bangen, selbst wenn sie keine konkreten Befürchtungen über ihre spätere Fortpflanzungsfähigkeit haben, so haben sich doch die vielen Botschaften ins Bewußtsein eingegraben, die allenthalben zu lesen und zu hören sind: Nach einer Abtreibung drohen schwere Folgen, zumindest Reue und Depression. Seit es die meisten Abtreibungsgegner aufgegeben haben, Gesundheitsschäden anzukündigen, die der medizinische Fortschritt seit Jahrzehnten überwunden hat, konzentrieren sich ihre Warnungen jetzt auf die seelischen Schäden, die schwerer meßbar sind. Dabei geht es diesen Warnern aber nicht darum, solche Schäden zu verstehen und zu lindern, sondern vielmehr, sie als verdiente Strafe für sündiges Tun darzustellen.

„Mein Arzt hat mir gedroht, ich werde immer verzweifelter und in den Wechseljahren ganz neurotisch werden", berichtet Sabine, die ein behindertes Kind hat, „aber ich muß ja trotzdem den Abbruch machen, und ich kann mir gar keine Verrücktheit erlauben, weil mein Junge mich braucht. Ich werde ja sicher traurig sein, das merke ich jetzt schon, denn ich hätte gern noch ein kleines Mädchen, ein gesundes Kind gehabt."

Sie ist ganz erleichtert, als die Beraterin deutlich macht, daß diese Trauer ganz natürlich ist, daß sie wahrscheinlich allmählich nachlassen und nicht zu späterer Verrücktheit führen wird.

Der Schwangerschaftsabbruch und die Zeit davor sind für viele Frauen eine Krise, von schmerzlichen Erkenntnissen und widerstreitenden Gefühlen begleitet. Solche Erfahrungen hinterlassen wie Trennungen, Krankheiten und andere Krisen ihre Narben, die erst schmerzen und im Laufe der Zeit heilen. Verständnisvolle Gespräche oder Frauengruppen, wie sie in vielen Beratungsstellen angeboten werden, können helfen. Dabei wird manchmal deutlich, daß die Abtreibung nicht Ursache, sondern nur Auslöser eines psychischen Leidens war.

„Ich hatte mit 16 einen Abbruch, meine Mutter hat das alles arrangiert. Ich erinnere mich hauptsächlich an die Narkose, an die Todesangst, die ich dabei hatte. Hinterher ging es mir ganz schlecht, hatte Alpträume, ich konnte nicht Bus oder Bahn fahren, kriegte immer Erstickungsanfälle. Das ist die Strafe, hat meine Mutter gesagt, das kommt von der Abtreibung." Die Schülerin Bertie wurde erst zwei Jahre später von ihrer Lehrerin in eine Therapie vermittelt. „Die haben dann herausgefunden, daß ich als Kind von meinem Onkel mißbraucht worden bin, und das ist alles wieder lebendig geworden."

Die begleitenden Umstände des Schwangerschaftsabbruchs spielen eine wichtige Rolle in der späteren Verarbeitung. „Ich war zur Abtreibung im Kreiskrankenhaus, vor drei Jahren", berichtet die 19jährige Gudrun, „da gab es nur Mütter und Babies um mich herum. Mich haben sie behandelt wie den letzten Verbrecher. Dabei wollte ich selbst so gern ein Baby im Arm haben. Ich war ja erst 16, aber ich hab' doch die Verachtung der Ärzte, der Schwestern und der anderen Patientinnen ganz deutlich gespürt. Ich fühlte mich wie ein Stück Dreck. Danach habe ich immer gedacht, daß man es mir ansieht, daß man schlecht über mich redet. Ich habe mir überhaupt nichts mehr zugetraut." Inzwischen hat Gudrun zwei Kinder gekriegt und auch einen zweiten Schwangerschaftsabbruch, diesmal in freundlicher Umgebung. „Das war ganz wichtig für mich, daß ich mit meinem Leben, so wie es ist, respektiert wurde und keiner auf mich herabsah. Ich hatte eine Wahnsinnsangst, daß es mir nach dem zweiten Abbruch noch schlechter gehen würde als beim ersten Mal, aber ich hab' mich schnell erholt."

Der Zwang zur Geheimhaltung, dem sich viele ungewollt Schwangere unterworfen fühlen und der schon die Entscheidung für oder gegen das Austragen der Schwangerschaft belastet, wirkt auch nach dem Eingriff weiter und hindert die Frauen, sich Trost zu suchen, sich auszusprechen oder mit anderen in ähnlicher Lage auszutauschen.

„Ich habe mich ganz isoliert. Meine Freundinnen haben Kinder, die könnten mich nicht verstehen. Und ich kann auch kein Baby, keinen Kinderwagen sehen, dann kommen mir gleich die Tränen. Mein Freund ist froh, daß es vorbei ist, will nicht darüber reden. Meine Eltern dürfen nichts wissen. Ich geh' auch nur noch selten hin", berichtet die Studentin Lisa, die ihre Isolation durchbrochen hat und ins Familienplanungszentrum gekommen ist, um an einer Gesprächsgruppe nach dem Schwangerschaftsabbruch teilzunehmen.

Und eine andere, gleichaltrige Studentin erzählt: „In meiner Frauengruppe findet keine was dabei. Das ist gut, daß ich mein Recht auf Selbstbestimmung verwirklicht habe, sagen sie und wollen gar nichts davon hören, daß ich traurig bin, daß ich mal über mein Kind reden will. Das wäre total unfeministisch. Ich fühle mich gar nicht mehr richtig zugehörig, weil ich ganz andere Gefühle und Konflikte habe."

Es ist wichtig, diese Klagen ernst zu nehmen, sie nicht wegzuleugnen, weil sie von den Gegnern des Schwangerschaftsabbruchs polemisch genutzt werden könnten. Jede Frau, die ungewollt schwanger wird, ist anders, ihre Gründe, sich im Konflikt zu entscheiden, und ihre Erfahrungen sind anders und auch die Art, sich mit einem Verlust, einer Enttäuschung, einer Krise abzufinden, ist bei jeder anders.

Solange die Beratungsstellen noch eine Möglichkeit haben, den Frauen zu freier Entscheidung zu helfen, solange Zweifel und Zwiespalt unbesorgt ausgesprochen werden können und kein Zwang besteht, die Ratsuchenden in eine bestimmte Richtung zu drängen, kann auch über die möglichen Folgen eines Schwangerschaftsabbruchs noch offen gesprochen werden. Die Beraterinnen wissen aus Erfahrung, daß nur ein kleiner Teil der Befürchtungen wirklich eintritt, daß die meisten Frauen eine Entscheidung, die sie gründlich und unbeeinflußt bedacht haben, nicht mit späterer Buße bezahlen müssen.

Die Angst vor den Folgen, die von der privaten Umgebung oft ebenso geschürt wird wie von den Medien, belastet viele Frauen. Sie behindert die positive Auseinandersetzung mit der konkreten Situation, läßt manche schon vorweg in trübselige Apathie verfallen und die möglicherweise später auftretenden Depressionen vorwegnehmen.

Tatsächlich hat die überwiegende Mehrzahl der Frauen, die einen Schwangerschaftsabbruch machen, keinerlei nachteilige Folgen. Das wird bei genauem Hinsehen sogar aus einer Meldung deutlich, die „Ängste nach Abtreibung" überschrieben ist. Jede fünfte Frau habe mit Depressionen und Schuldgefühl zu kämpfen, heißt es dort, also sind vier von fünf Betroffenen frei von solchen negativen Folgen.

Direkt nach dem Abbruch erleben die meisten Frauen eher Gefühle der Erleichterung und Befreiung, und oft sind sie verblüfft, wenn sich auch weiterhin nichts Bedrückendes einstellen will. „Ich war ganz drauf gefaßt, daß es mir schlecht geh'n würde“, sagt die Lehrerin B., die zur Nachuntersuchung kommt. „Alle haben es mir vorausgesagt, daß es hinterher ein Tief gibt. Ich hatte ja eine sehr schwere Entscheidung zu treffen, zwischen Kinderwunsch und Wirklichkeit, und habe lange dazu gebraucht. Aber jetzt fühle ich nur Entlastung, daß es nun entschieden ist. Bin ich denn normal?“

Fragen ohne Antwort

Es fällt mir schwer, ein Schlußkapitel zu schreiben. Mehr als ein Jahr lang habe ich den Frauen zugehört, die über ihre Erfahrungen, ihre lauten und leisen Gefühle sprachen. Ich habe mir viele Gedanken gemacht, manche verworfen, und bin noch lange nicht am Ende mit meinen Überlegungen. Ich fühle ganz deutlich, daß ich noch nicht genug weiß, daß ich nicht alles erfahren habe, was die Betroffenen bewegt, daß ich selbst nicht objektiv genug bin, daß meine Erkenntnisse nicht so fundiert, so abgeklärt sind, wie man es etwa von wissenschaftlichen Arbeiten erwartet. Wenn ich all den Frauen gerecht werden will, die eine ungewollte Schwangerschaft erleben und bewältigen, dann muß ich noch jahrelang hinhören und abwägen.

Und vielleicht werde ich ihnen trotzdem nicht gerecht, weil sich auch meine eigenen Ängste und Rechtfertigungen in diese Aufgabe mischen und die meiner Kinder und Freundinnen. Ich gehöre sowohl zu den Frauen, die abgetrieben haben – und diese Entscheidung nicht bereuen –, als auch zu den Müttern, die sich gegen den Rat ihrer Umgebung durchgesetzt und eine unerwartete Schwangerschaft ausgetragen haben – und diese Entscheidung nicht bereuen. So findet sich auch ein Teil meiner eigenen Empfindungen in den „Gemischten Gefühlen“ wieder.

Ich erinnere mich auch nach fast 50 Jahren noch an die Ausweglosigkeit, an die tiefe Verzweiflung, die mit der Aussicht auf ein ungewolltes Kind einherging, und an die Gewißheit, daß ich vielleicht, mit Glück und Mühe, jemanden finden könnte, der mich von meiner Last befreit, aber bestimmt niemanden, der mir Verständnis und Trost gibt.

Ich habe es nie verwunden, daß ich mich klein machen mußte, daß ich flehen und betteln mußte, um einen Schwangerschaftsabbruch zu erreichen, und mich der Arroganz, den sexuellen

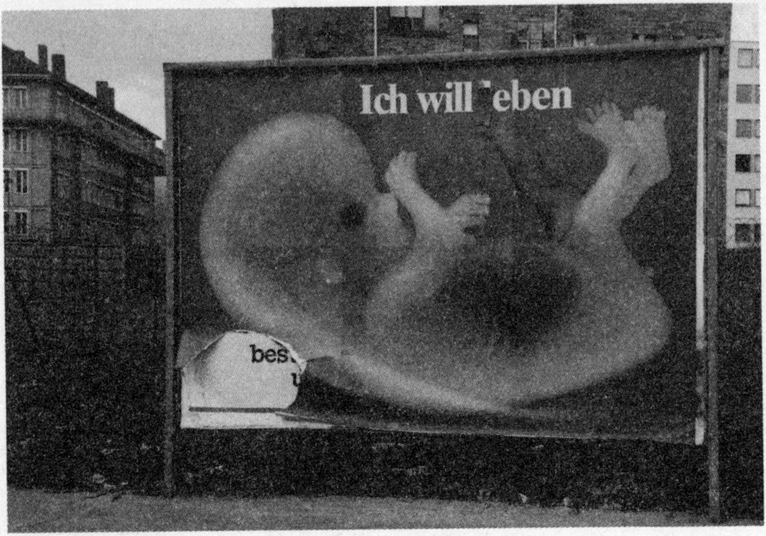

Der Abtreibungsgegner in Nürnberg macht mobil. 28.000 DM läßt sich die Katholische Stadtkirche im April 1987 eine Plakataktion kosten, mit der sie nach eigenen Angaben darstellen will, daß „ein Embryo schon eigenständiges menschliches Leben ist“. Der „sachliche Beitrag zur Abtreibungsdiskussion“ (Dekan Kellerer) besteht in der Abbildung eines über hundertfach vergrößerten etwa drei Monate alten Embryos, über dem in großen Lettern die Zeile „Ich will leben“ prangt. (Foto: Kurt Keerl)

Übergriffen, der Verachtung jener Menschen wehrlos ausgeliefert fühlte, auf deren „Hilfe“ ich angewiesen war.

Ich habe die Angst nicht vergessen, ob jene zweifelhaften Gestalten, denen ich notgedrungen vertrauen mußte, überhaupt ihr Handwerk verstehen, ob sie mich vielleicht töten oder verstümmeln würden oder an die Gestapo ausliefern, die damals für die Verfolgung illegaler Abtreibungen zuständig war. Und ich kann noch heute den Zorn in mir spüren über diese unwürdigen Bedingungen, über diese heuchlerische Doppelmoral, über die eisige Kälte eines Gesetzes, das mich zur Verbrecherin

„Jedes dritte gesunde ungeborene Kind wird bei uns getötet – der gefährlichste Platz für ein Kind in unserer Gesellschaft ist der Uterus." Von rückläufigen Abtreibungszahlen könne jedenfalls nicht die Rede sein, sagte der bisherige Ärztliche Geschäftsführer in der Bundesärztekammer und künftige Hauptgeschäftsführer der Ärztekammer Hessen, Michael Popovic.

(Aus: Die Welt vom 22. April 1987)

machen wollte, obwohl ich nichts Verbrecherisches in mir spürte.

Von vielen Frauen meiner Generation weiß ich, daß sie die gleichen Gefühle kennen – die Scham, die Angst, die Einsamkeit und die Wut. Die es selbst nicht durchmachen mußten, haben doch oft ihren Schwestern, ihren Freundinnen die Adressen vermittelt, das Geld geliehen, die Hand gehalten. Diese Erinnerung ist wohl die stärkste Triebfeder gewesen, warum so viele sich in den siebziger Jahren an der Kampagne gegen die Abtreibungsstrafe beteiligten, warum diese Volksbewegung weit über die jugendlichen Aktivistinnen hinausreichte.

Ihre Spuren sind noch heute in den Umfrageergebnissen zu finden, die jahraus jahrein – trotz aller gegenteiligen Propaganda – die Mehrheit der Bevölkerung für eine Liberalisierung des Schwangerschaftsabbruchs eintreten lassen. Da kehren fast unabhängig vom Befrager stets die gleichen Zahlen wieder. Ob „Brigitte" die Männer befragt oder „Bild der Frau" die Frauen, ober ob ein repräsentativer Durchschnitt der Gesamtbevölkerung befragt wird: nirgends findet sich eine Mehrheit für eine Verschärfung der gegenwärtigen Regelung, im Gegenteil: selbst die Bundesgeschäftsstelle der CDU bestätigt im Februar 1986, daß 78% der bundesdeutschen Katholiken mit dem geltenden Paragraphen einverstanden sind. In Springers „Bild der Frau" erklärt sogar die Hälfte der befragten Frauen im gebärfähigen Alter, daß sie selbst eine Abtreibung in Betracht ziehen würden, falls sie ungewollt schwanger würden.

Warum ich das alles aufzähle, wenn es doch jeder weiß? Weil ich einen krassen Widerspruch darin sehe, weil ich es weder mir noch andern erklären kann, wie die Summe der privaten Meinungen mit der öffentlichen Meinung zusammenpaßt. Wenn die meisten Menschen Verständnis für die Situation ungewollt schwangerer Frauen aufbringen, wie kommt es dann, daß diese Frauen noch immer unter den alten Gefühlen, unter Scham, Angst und Einsamkeit leiden? Wie kommt es, daß die Regierung ein Gesetz ankündigt, das die Frauen bevormunden und von Staats wegen zur Mutterschaft überreden soll, und daß sie offenbar nicht fürchten muß, dreiviertel ihrer Wählerschaft gegen sich aufzubringen? Wenn jede zweite Frau es für möglich hält, daß sie selbst zu den Abtreiberinnen gehört, warum sagt sie nichts in der Öffentlichkeit? Warum kommen in Zeitschriften und Fernsehen und öffentlichen Reden nur die zu Worte, die vom Leichtsinn und Egoismus und Mißbrauch sprechen? Warum werden die Frauen, die einen Schwangerschaftsabbruch machen, ständig zu Reue und Schuldgefühl aufgefordert, wenn es doch etwas ganz Normales ist?

Während der Vorbereitung dieses Buches, während der Zeit, in der ich den Frauen zuhörte, und während ich niederschrieb, was ich erfahren hatte, ergoß sich ein Schwall von Verdächtigungen, diffamierenden Vergleichen und Einschüchterungen über die Betroffenen – ein ganzer Schuhkarton voller Zeitungsausschnitte und Flugblätter. Nur ein kleiner Teil davon ist diesem Buch beigefügt, als Illustration für die tägliche Medienkulisse, vor der die Frauen mit sich selbst und ihrer Entscheidung zu Rate gehen.

Das sind die Bilder, die Nachrichten, die Plakatwände, die den bundesdeutschen Alltag begleiten, im Norden etwas weniger als im Süden, aber überall mit der gleichen Tendenz. Unüberhörbar, unübersehbar, unwidersprochen. Wenn der Papst vom „Krieg gegen die Ungeborenen" spricht, wenn in Nürnberg die haushohe Vergrößerung eines Embryos von den Mauern blickt, wenn das Pro Familia-Zentrum in Bremen von wütenden „Lebensschützern" belagert wird, dann muß sich jede

Frau getroffen fühlen, die einen Abbruch hinter sich hat, und jede fühlt sich ungeschützt. Ich hätte auch ein Vielfaches an ähnlichen Dokumenten beifügen, ich hätte auch aus vergangenen Jahren eine vergleichbare Sammlung zusammenstellen können. Ich hätte allerdings Mühe gehabt, tröstliche Gegenbeispiele zu finden. Kein Arzt, kein Gottesmann, kein Fernsehstar hat sich sichtbar mit den Frauen solidarisiert, die ungewollt schwanger werden. Selbst ihre Verteidiger wahren meist die Distanz: sprechen von hilflosen, verwirrten Geschöpfen, die besonderer Fürsorge bedürfen. Als seien es nicht in der Mehrzahl ganz vernünftige Menschen, die in einer schwierigen Situation nach einer vernünftigen Entscheidung suchen. Nur in der Anonymität der Meinungsumfragen gibt es breites Verständnis für die Abtreiberinnen. In der Öffentlichkeit hält man sich bedeckt. Nur ein Teil der autonomen, der roten oder grünen Frauen und der Gewerkschafterinnen stellt sich der Diffamierung entgegen, mit wachsender Entschlossenheit, aber doch ohne rechte Medienwirksamkeit.

Was kann dies Buch bewirken?

Es kann die starre Wand der Vorurteile durchbrechen, die in jeder ungewollten Schwangerschaft den Leichtsinn, in jedem Schwangerschaftsabbruch die Verantwortungslosigkeit wittern. Es soll die Menschen sichtbar machen, die unverwechselbaren einzelnen Personen, ihre Gefühle, ihre Erfahrungen und ihre unterschiedlichen Wege, eine Krise zu bewältigen.

Es will die Trennung aufheben, zwischen „guten“ Frauen, die Kinder gebären, und „schlechten“ Frauen, die abtreiben, und will zeigen, wie nahe beides beieinander liegt.

Buchanzeigen